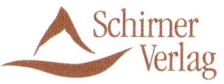

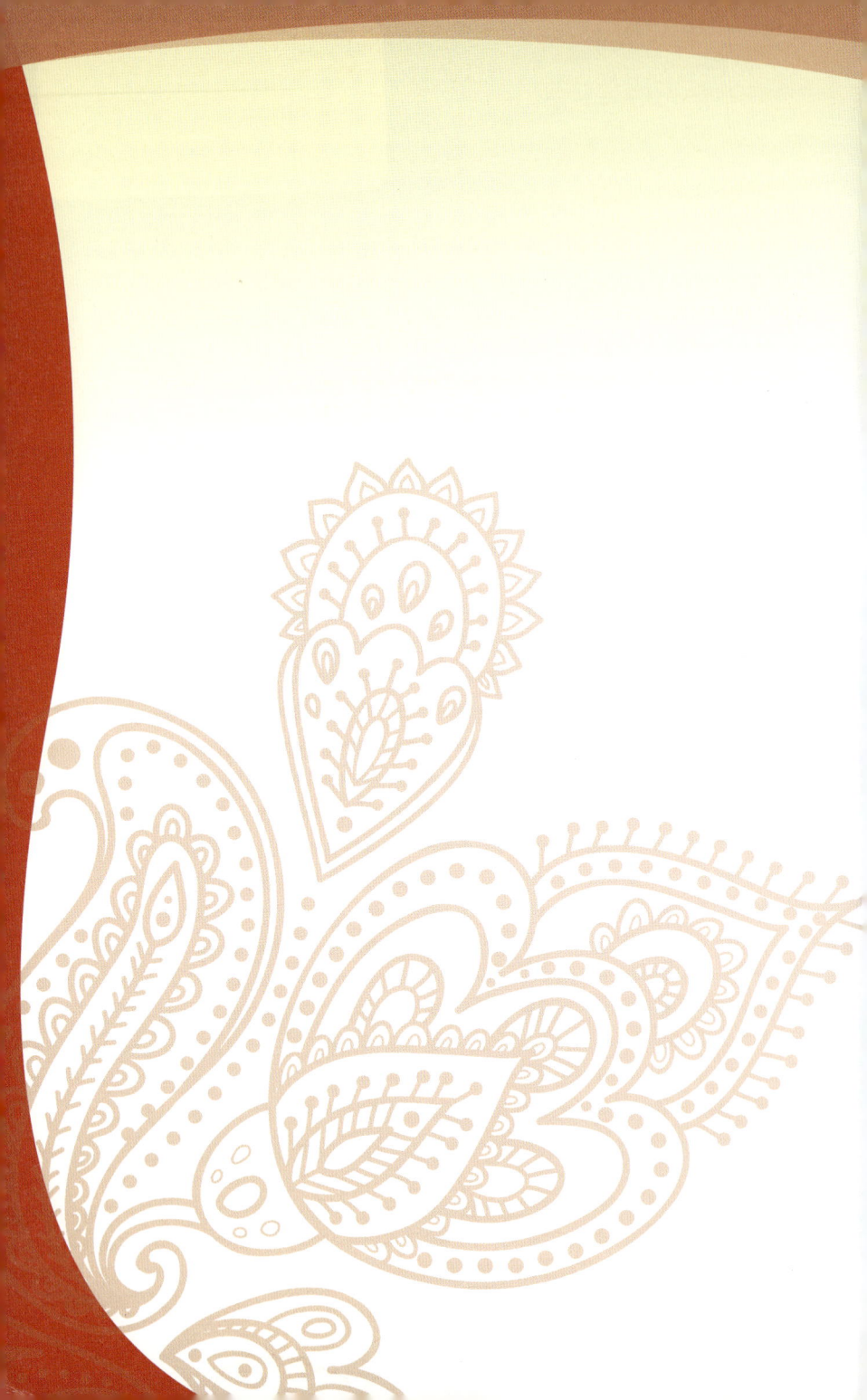

Lisa Biritz

SCHAMANISCHES FASTEN

ABNEHMEN und alles essen –
DAS GEHT WIRKLICH!

Schlank sein mit uralten spirituellen Methoden

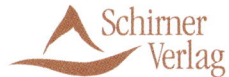

Die Ratschläge in diesem Buch sind sorgfältig erwogen und geprüft. Sie bieten jedoch keinen Ersatz für kompetenten medizinischen Rat, sondern dienen der Begleitung und der Anregung der Selbstheilungskräfte. Alle Angaben in diesem Buch erfolgen daher ohne Gewährleistung oder Garantie seitens der Autorin oder des Verlages. Eine Haftung der Autorin bzw. des Verlages und seiner Beauftragten für Personen-, Sach- und Vermögensschäden ist daher ausgeschlossen.

ISBN 978-3-8434-1170-7

Lisa Biritz:
Schamanisches Fasten
Abnehmen und alles essen –
Das geht wirklich
Schlank sein mit uralten
spirituellen Methoden
© 2015 Schirner Verlag, Darmstadt

Umschlag: Simone Leikauf, Schirner,
unter Verwendung von Bildern von
www.shutterstock.com
(siehe Abbildungsverzeichnis)
Redaktion: Rudolf Garski, Schirner
Satz: Anke Brunn, Schirner
Printed by: Ren Medien GmbH,
Germany

www.schirner.com

1. Auflage März 2015

Alle Rechte der Verbreitung, auch durch Funk, Fernsehen und
sonstige Kommunikationsmittel, fotomechanische oder vertonte Wiedergabe
sowie des auszugsweisen Nachdrucks vorbehalten

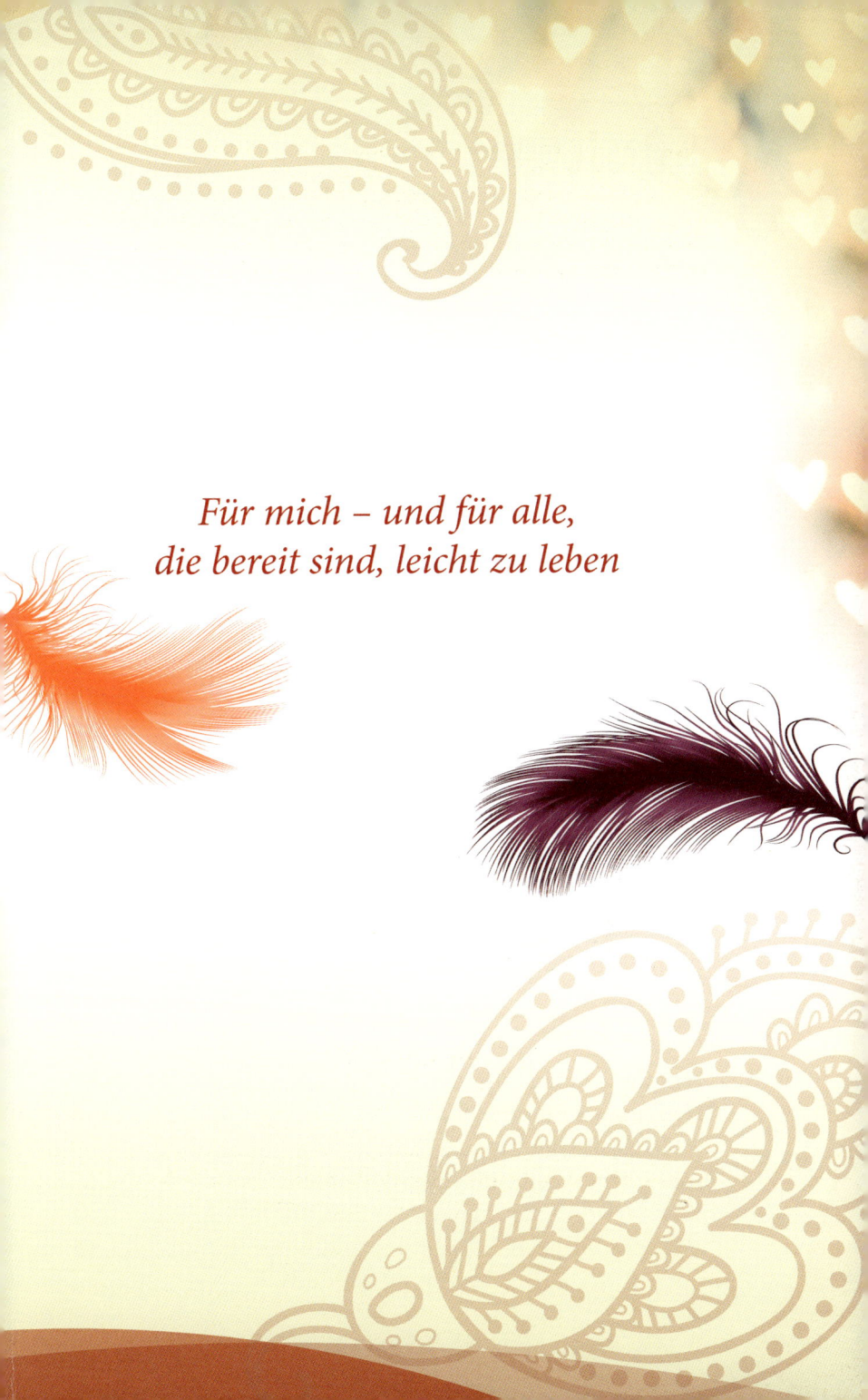

*Für mich – und für alle,
die bereit sind, leicht zu leben*

Inhalt

Leichtigkeit des Seins 9
Raus aus der Falle – aber wie? 10
Körpergewicht: Ein zutiefst spirituelles Thema 12
Iss alles – und genieße es! 16
   Übung: Medizinwanderung zum Abnehmen 19
Fasten- und Festtraditionen im Schamanismus 22
Zentral: Die Absicht 24
   Übung: Absicht – Manifestation 26
Ernährungsrhythmus unserer Urahnen 28

Schamanisches Fasten: Die Methode 30
Verzichte – und genieße das Leben! 31
Wer darf fasten? 32
   Medizinischer Tipp 33
Der Rhythmus macht´s! 34
Schamanisches Fasten: Zusammengefasst 38
Deshalb nimmst du mit dem schamanischen Fasten ab 40
   Medizinischer Tipp 40
   Übung: Fastentagsritual 42
Lebensstil 44
   Übung: Balance im Körpergewicht finden 46
Ziel: Dein Wohlfühlgewicht 47
   Übung: Den Körper kennenlernen 48

So gelingt das schamanische Fasten 52
Gedanken und Gefühle entschlacken 53
Emotionen annehmen 54
Heißhunger überwinden 56
   Medizinischer Tipp 59
   Übung: Widerstände des Abnehmens auflösen 60
Wunderwerkzeug Atem 64
   Übung: Atme dich leicht 65

Mit Wasser abnehmen 67
Zähe Kilos weg – mit Entgiftung und Einlauf 70
   Medizinischer Tipp 73
Es braucht auch Willen 75
   Übung: Ich will! 77
Entschleunigung 78
   Übung: Einfach sein 79
Energie aufrechterhalten 81
   Medizinischer Tipp 81
Fasten in den Weltreligionen 84
   Übung: Vom Mangel in die Fülle 87

Fasten macht gesund und glücklich 88
   Medizinischer Tipp 91
Lebensfreude 92
   Medizinischer Tipp 94
Nahrung für die Seele 94
   Übung: Die Seele nähren 98
Spirituelle Lichtnahrung 101
Kann man allein von Licht leben? 102
Essstörungen 104
Vom Leben genährt werden 106
   Übung: Urvertrauen 109
Essen in Verbindung mit Erde und Natur 110
Krafttiermedizin beim Abnehmen 114
   Übung: Mithilfe deines Krafttieres abnehmen 115
Dankbarkeit beim Fasten 116
   Übung: Dankbarkeit 118

Danksagung 120
Literaturverzeichnis 122
Medizinische Tipps von 124
Bildnachweis 125
Über die Autorin 126

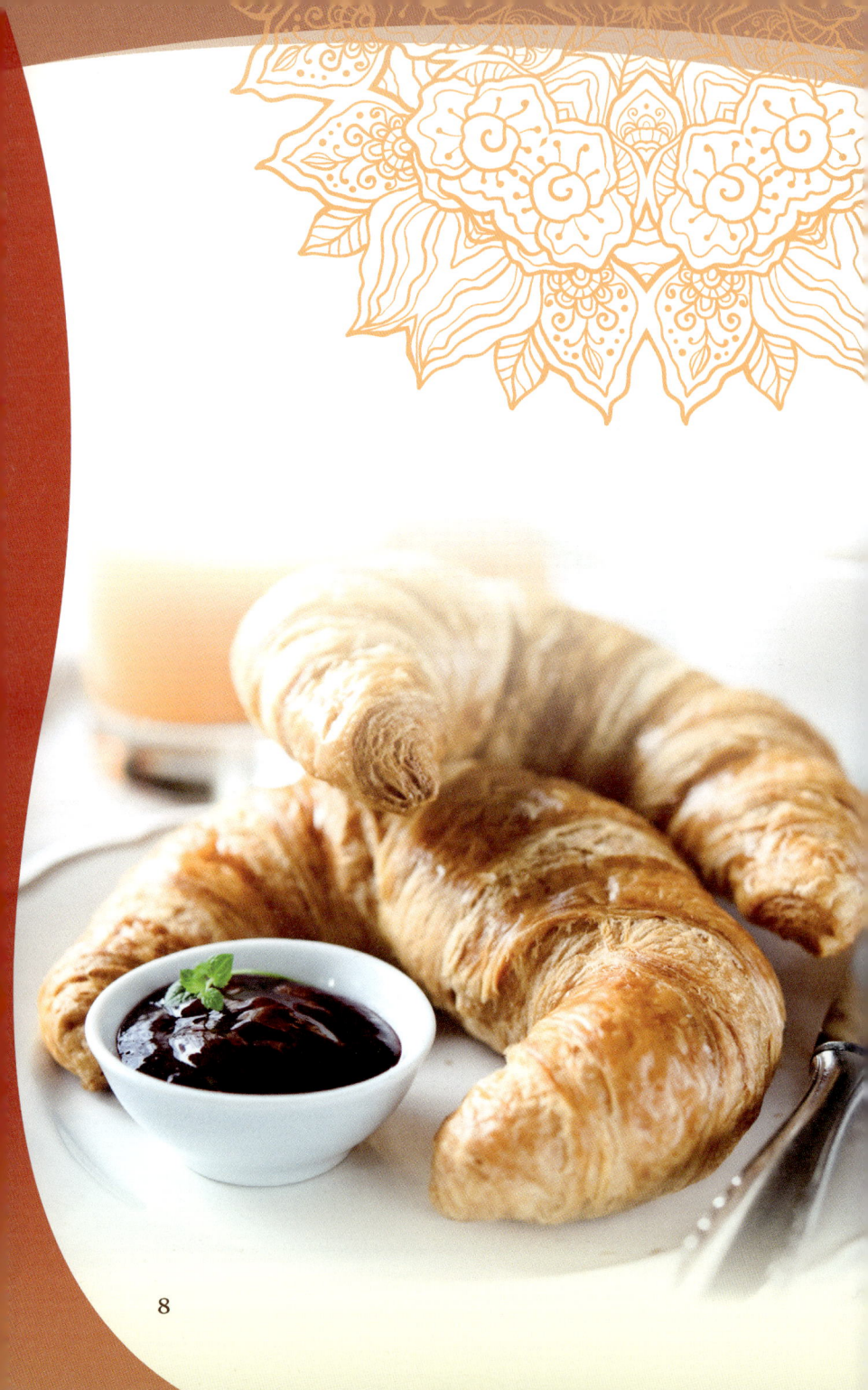

Leichtigkeit des Seins

Teigtäschchen mit Steinpilzen in köstlichster Landbutter goldbraun angebraten, Grana Padano darübergestreut. Cremige Kürbissuppe, duftende Currys und delikate asiatische Reisgerichte. Kuchen in allen Geschmacksrichtungen und Formen, leckeres Walnuss-Vollkornbrot und Buttercroissants. Erdbeeren, hausgemachte Marmelade, Honig, frische Feigen, dunkle Delikatess-Schokolade mit Himbeercreme gefüllt, ein gutes Glas Rioja. Welche Wonne, in einem menschlichen Körper essen und trinken zu dürfen! Ich finde Essen einfach wunderbar!

Dieses Buch beschreibt keine Diät, es werden keine Kalorien gezählt. Eine Diät erkennt man ja daran, dass man sich fragt, wann sie aufhört und man endlich wieder normal essen darf. Beim schamanischen Fasten aber isst man immer normal, denn **Kalorien sind egal;** sie interessieren nicht im Geringsten. Gerade deshalb ist es sehr alltagstauglich, sogar wenn man keine Zeit für Sport hat. Viel wichtiger ist es, ohne Reue und Schuldgefühle zu essen und das Leben zu genießen. Es gibt keine Verbote. Man schöpft aus dem Vollen und lebt, **lebt wirklich!**

Wie also abnehmen? Will denn nicht jeder so genussvoll essen? Die Antwort liegt im schamanischen Fasten.

Denn genauso, wie es ein Genuss ist, zu essen, liegt auch ein großer Genuss darin, einmal nichts zu essen, das Gefühl der Leere und des Nichts zu erleben, das entsteht, wenn man nur frisches, köstlichstes Wasser trinkt und sich damit durchspült, reinigt … das ist kein Widerspruch. Ein leerer Magen und ein leerer Darm bringen Entschleunigung und Ruhe, Besinnung und Einkehr, Frieden und Stille – sowie die Vorfreude auf das nächste genussvolle Essen, das dann umso besser schmeckt.

Was dieses Buch so anders macht als viele andere zu den Themen Abnehmen und Gesundheit, ist, dass es uralte und erprobte schamanische und spirituelle Methoden verwendet. Und diese sind höchst effektiv. Diese Leichtigkeit des Seins, dieses Wohlgefühl in Körper und Seele, was dabei entsteht, ist das Schönste daran; und das möchte ich natürlich weitergeben. Aber alles der Reihe nach.

Raus aus der Falle – aber wie?

Das Ganze begann für mich, als ich mit meinen Zwillingen schwanger war. Das Übliche: Ich nahm zu – und bekam das zusätzliche Gewicht nach der

Geburt einfach nicht mehr weg. Ich muss gestehen, dass ich das Molligsein während der Schwangerschaft und später beim Stillen genoss. Ich fühlte mich dabei pudelwohl und auch schön wie eine Fruchtbarkeitsgöttin.

Doch dann, als meine Töchter um die zweieinhalb Jahre alt waren und ich genau solche Speckröllchen an den Armen und am Bauch vorwies wie sie – mit dem Unterschied, dass es bei mir kein Babyspeck war –, fand ich es nicht mehr so göttlich, mollig zu sein. Mir wurde klar: Die Zeit war vorbei, in der es für meine körperliche Kraft wichtig gewesen war, mehr Körpermasse zu haben, um meine Kinder auszutragen und zu stillen. Ich fühlte mich unwohl in meiner Haut und nicht mehr schön, im Gegenteil.

Jedoch war der Absprung nicht so leicht, wie ich es mir vorstellte. Ich musste mich mindestens fünf Mal am Tag mit Essen umgeben und beschäftigen – denn kleine Kinder wachsen unentwegt und benötigen dazu Nahrung. Und wenn man fünf Mal am Tag Essen für die Kinder macht, nascht man auch fünf Mal am Tag mit.

Ich plagte mich dann – wie viele Menschen – mit allen möglichen Diäten ab und kam trotzdem nicht vom Fleck. Wenn ich Kalorien zählte und über Wochen hinweg auf mühsamste Weise ein paar Kilos abnahm, fiel ich nach Ende der Diät sofort in alte Gewohnheiten zurück. Keine Diät funktionierte für mich. Zum Teil nahm ich sogar aufgrund des berüchtigten Jo-Jo-Effekts wieder zu – und fühlte mich dabei immer unwohler in meiner Haut. Auch Sport half mir nicht beim Abnehmen.

Die meisten Menschen in meiner Umgebung zuckten genauso ratlos wie ich mit den Schultern und sagten, dass das Zunehmen halt dazugehöre, wenn man älter werde. Eine Weile lang resignierte ich, weil ich das auch glaubte, und nahm gleich noch ein paar weitere Kilos zu. In einer Statistik las ich: 50 Prozent der westlichen Bevölkerung seien übergewichtig, sowohl Frauen als auch Männer, es betreffe wirklich jeden Zweiten. Und ich gehörte seinerzeit leider auch dazu.

Körpergewicht: Ein zutiefst spirituelles Thema

In meiner tiefsten Ohnmacht, Frustration und Verzweiflung wandte ich mich meinen Schutzengeln und Helfern in der geistigen Welt zu – obwohl es mir peinlich war, sie wegen eines so oberflächlichen Themas wie meines Kör-

pergewichts anzusprechen: »Es tut mir leid, ihr lieben Helfer«, lautete mein Gebet an sie, »aber, bitte, könnt ihr mir beim Abnehmen helfen?«

Ihre Antwort kam schnell und war kurz und knapp und sehr präzise: »Gehe auf eine Medizinwanderung.«

»Natürlich«, war mein erster Gedanke. »Warum ist mir diese Idee nicht selbst gekommen? Ausgerechnet mir nicht, einer Eingeweihten und Lehrerin des Schamanischen.«

»Tja, oft sieht man den Wald vor lauter Bäumen nicht«, antworteten meine Helfer schelmisch und lachten.

Bei einer Medizinwanderung (*medicine walk* im Englischen) begibt man sich von Sonnenaufgang bis Sonnenuntergang oder nur für ein paar Stunden auf eine Wanderung. Und dabei fastet man. Wasser ist erlaubt, aber kein Essen. Man nimmt auch weder ein Handy noch ein Buch mit, da man sich dabei auch mental reinigt. Sinn und Zweck des Fastens ist es, dass die Sinne nicht durch Essen abgelenkt werden und man sich infolgedessen voll und ganz auf die spirituelle Welt einlassen kann. (Von meiner ersten Medizinwanderung erzähle ich auf meiner Homepage: www.lisarainbow.com/medizinwanderung.html)

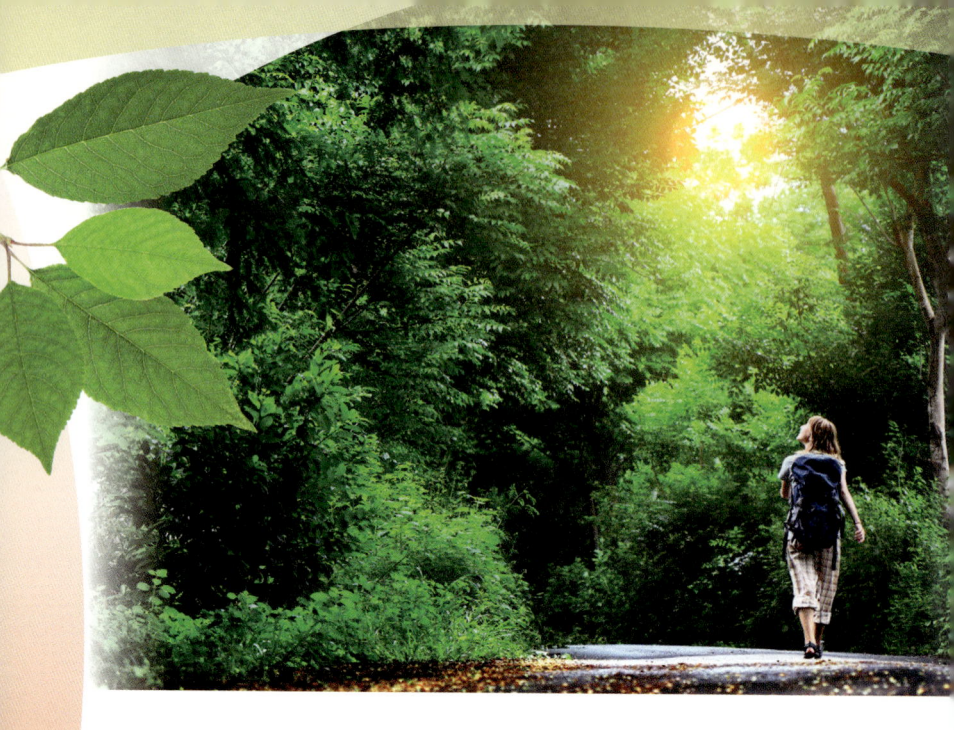

Bei einer Medizinwanderung kann einen der Weg abseits der vorhandenen Pfade führen, mitten hinein in die Natur. Man fühlt dabei den heilenden Herzschlag der Erde, nimmt die Naturwesen wahr, die einen leiten. Man liest im Buch der Natur, nimmt also wahr, was einem die Steine, Blätter und Tiere, auf die man trifft, sagen wollen. Man lässt sich von ihnen an Plätze führen, an denen man Kraft – **Lebensenergie, die mit Essen nichts zu tun hat** – tanken kann. Auf diese Weise erhält man Antworten auf Fragen, manchmal sogar Visionen.

Und ich erhielt meine Antworten und Visionen. Ich sah mich vor meinem inneren Auge wieder so schlank und fit wie vor meiner Schwangerschaft. Um das zu erreichen, sollte ich mich mental und emotional entschlacken, so lautete die Weisung aus der geistigen Welt.

Ich sollte mich auch mit der Frage auseinandersetzen, was mich wirklich innerlich satt macht, **nährt**. Ich erkannte, dass ich, anstatt meine innere Leere mit Essen auszustopfen, die Verbindung zu meinem spirituellen Ich wiederfinden musste. Denn diese war mir in den Jahren nach der Geburt meiner Zwillinge abhandengekommen, nicht plötzlich, sondern schleichend.

Wenn man für die Babys voll da sein muss – stillen, Windeln wechseln, halten, tragen, baden, füttern, anziehen, ausziehen, schlafen legen, trösten und beruhigen –, kann man sich selbst ganz leicht vergessen. Ähnliches gilt natürlich auch, wenn die Kinder größer sind. Es kann auf alles zutreffen, das einen voll in Beschlag nimmt, z. B. auch auf den Beruf.

Ich brauchte also innere Einkehr und Zeit für mich – dann würde ich vom Geheimnis und Wunder des Lebens ausreichend Nahrung für meine Seele erhalten und würde ihr Fehlen nicht mehr mit Essen kompensieren müssen. Mir wurde klar, dass das Körpergewicht ein zutiefst spirituelles Thema ist. Es wäre also oberflächlich, es **nur** auf den Körper zu reduzieren.

Ich wandte mich also dem zu, worin ich ausgebildet bin und womit ich schon über so lange Zeit arbeitete:

schamanische und spirituelle Techniken. Ich fand mit diesen uralten Heilmethoden wieder zu meiner Figur – und somit zu mir selbst – zurück. Und das Beste dabei: Es ist so geblieben!

Iss alles – und genieße es!

Ich plädiere in diesem Buch für einen entspannten Umgang mit dem Thema Essen, denn es ist das **Fasten, das dich in Balance bringt und hält** – und nicht das Kalorienzählen. Du findest hierin keine Rezepte, weil du alles essen kannst, wirklich alles! Das bedeutet inmitten des Diät-Dschungels eine deutliche Entspannung, wird doch die Liste an Ernährungsgeboten und -verboten immer länger: Mal sind angeblich Zucker und tierische Fette die »Schädlinge«, dann wieder Kohlenhydratquellen wie Brot und Nudeln oder Proteinlieferanten wie Fleisch. »Was darf überhaupt noch auf den Teller?«, fragen sich viele und sind völlig überfordert und verunsichert.

Aber es gibt keine »schädlichen« Nahrungsmittel – es ist vielmehr alles eine Frage der Balance. In der ayurvedischen asiatischen Ernährungswissenschaft etwa sind Süßspeisen und sogar Kaffee für manche Körpertypen unbedingt notwendig und gesund (vgl. Janakananda: *Ayurveda. Verborgene Kraft der Nahrung.* Schirner

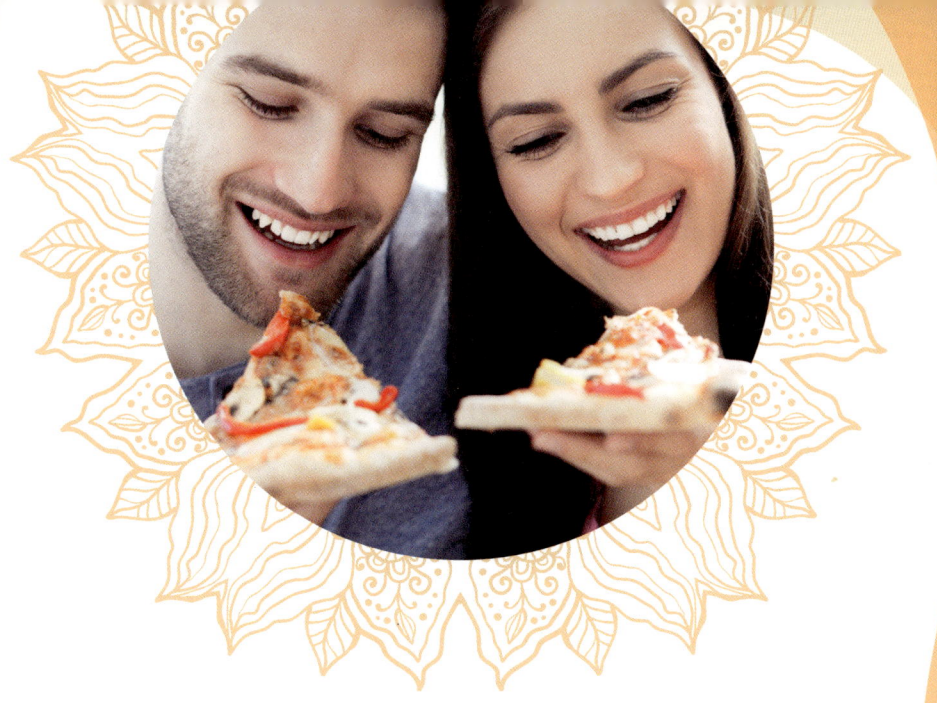

2012). Es lässt sich nichts über einen Kamm scheren. Radikaldiäten schaden meist mehr, als sie nutzen. Und wer sich selbst geißelt und komplett auf seine Lieblingsspeisen verzichtet, dem drohen Frust und Frustessen.

Es gibt übrigens keine Ernährung, die für alle Menschen richtig ist. Essen ist so individuell wie der Rest des Lebens. Auch die Meinung, dass Kohlenhydrate, Zucker oder Fette generell »schädlich« seien, ist von gestern. Bis heute weiß kein Wissenschaftler genau, wie viel davon für einen gesunden Menschen tatsächlich schlecht ist. Viel wichtiger ist es, seinen Ernährungsplan insgesamt vielseitig zu gestalten (vgl. Dr. Crystal Smith-Spangler: *Are Organic Foods Safer or Healthier Than Conventional Alternatives? A Systematic Review.* Stanford University 2012).

Entspanne dich! Gönne dir öfter einmal etwas – und dann richtig, ob es nun Essen ist oder Ruhe, Entschleunigung, Fasten und Leere. Wenn du isst, isst du. Wenn du fastest, fastest du. Ganz einfach.

Über die möglichen Hindernisse auf deinem Fastenweg möchte ich dich in diesem Buch hinüberführen, mithilfe meiner eigenen Erfahrung und meines schamanischen Hintergrundwissens. Dabei kann dich auch meine CD *Abnehmen schamanisch!* (Schirner 2015) mit vier geführten Meditationen unterstützen.

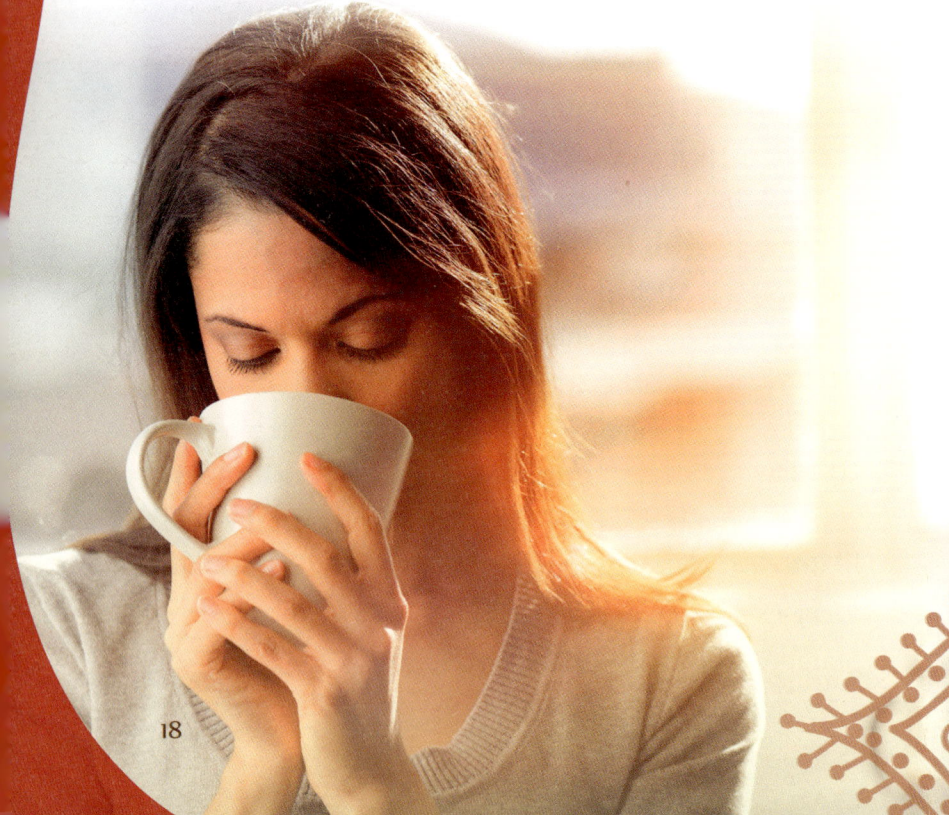

ÜBUNG:

Medizinwanderung zum Abnehmen

Ich bin ein Teil der Natur.

Begib dich in der Natur auf einen *medicine walk* – eine Medizinwanderung. Gehe für einen ganzen Tag – von Sonnenaufgang bis -untergang – auf Wanderung (oder einfach für ein paar Stunden). Verzichte dabei auf Nahrung sowie auf dein Handy, Bücher, einfach alles, womit du dich viel zu gern ablenken würdest. Nimm auf jeden Fall genügend Wasser für einen ganzen Tag mit, also mindestens 2–3 Liter, um dich damit gut durchzuspülen.

Stelle dich, bevor du hinausgehst, der Natur und der Welt der Spirits vor. Sage, laut oder leise – wie es für dich am kraftvollsten ist –, deinen Namen. Und bitte darum, auf deiner Medizinwanderung Antworten und Impulse zu bekommen, wie du abnehmen kannst.

Dein Weg kann dich dabei abseits der alltäglichen Pfade führen. Lasse dich treiben, und wenn dir danach ist, halte inne, sitze oder liege, und verhalte dich still.

Deine eigene innere Weisheit und Intuition wird dich leiten, wenn du den heiligen Raum von Mutter Erde, die unsichtbare Geistwelt, betrittst. Fühle den heilenden Herzschlag der Erde, nimm die Naturwesen wahr, die dich führen.

Besonders in der Natur entwickelst du deine Lebenskraft. Dort erweckst du deine schlummernde spirituelle Seite. In der Natur kannst du sein, wer und wie du wirklich bist, sie bringt dein wahres Wesen hervor. Das Licht der Sonne bringt dir Visionen. Tiere spiegeln dir dein Wesen, inspirieren dich und übertragen ihre Kraft auf dich. Bäume und Pflanzen laden dich mit positiver Energie auf und verbinden dich mit allem, was ist.

Lies im Buch der Natur: Nimm wahr, was dir die Steine, die Blätter und die Gewässer, die du triffst, sagen wollen. Jedem, der sich ihr öffnet, offenbart die Erde zahlreiche Heilmittel. Lasse dich von ihnen zu Plätzen führen, an denen du Kraft tanken und Antworten und Visionen erhalten kannst.

Bedanke dich am Ende der Medizinwanderung, z. B. indem du ein Lied singst oder z. B. Kräuter oder Obst als ein Geschenk an die Natur zurücklässt.

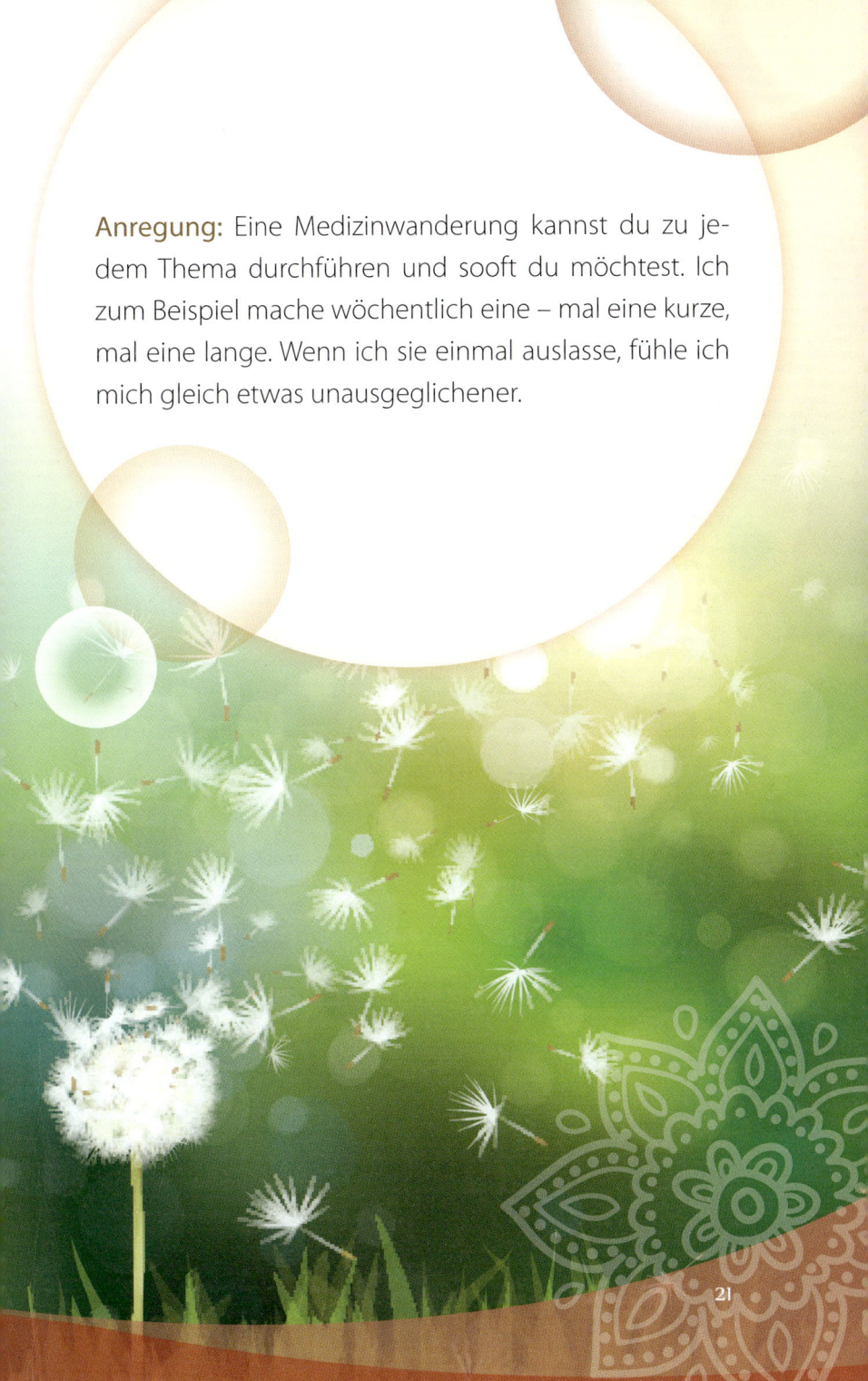

Anregung: Eine Medizinwanderung kannst du zu jedem Thema durchführen und sooft du möchtest. Ich zum Beispiel mache wöchentlich eine – mal eine kurze, mal eine lange. Wenn ich sie einmal auslasse, fühle ich mich gleich etwas unausgeglichener.

Fasten- und Festtraditionen im Schamanismus

Meine 20 Jahre Fastenerfahrung sammelte ich bei schamanischen Zeremonien wie der Medizinwanderung, der Visionssuche, der Schwitzhütte und dem Sonnentanz. Diese uralten Methoden unterstützen den Menschen dabei, sich mit dem großen Ganzen verbunden zu fühlen, von dem wir alle ein Teil sind.

Natürlich kannst du auch fasten, ohne diese speziellen Zeremonien zu machen, aber ich möchte dir den schamanischen Hintergrund mitgeben.

Sei es die tiefe Verbindung mit der Natur bei der Medizinwanderung, der Rückzug und die Innenschau bei der Visionssuche, das Schwitzen und die Entschlackung bei der Schwitzhütte oder der stunden- bis tagelange Trancezustand, der beim Tanzen des Sonnentanzes entsteht: All diese Praktiken sind ein Weg hin zu dem, was sich jeder Mensch überall auf der Welt wünscht – Liebe, Gesundheit, Lebenssinn, Freiheit und Glück im Hier und Jetzt. Sie sind ein Pfad zu einem selbst, eingebettet in die Welt, die Natur und das Universum, zu einer Verbundheit mit allem.

Im Rahmen der erwähnten Zeremonien wird fast immer gefastet. Auch zum Jahreszeitenwechsel wird gefastet – um das Essen, das von Mutter Erde kommt, wertzuschätzen – und bei Übergangs- und Initiationsritualen, z. B. zum Eintritt in das Erwachsenenalter. Regelmäßiges Fasten spielt in den schamanisch-indigenen Kulturen eine zentrale Rolle und reicht Zehntausende von Jahren weit zurück (vgl. Steven Foster/Meredith Little: *Visionssuche*. Arun 2002 und Raven Kaldera: *Paths of Northern-Tradition Shamanism*. Asphodel 2007).

Der Fokus beim Fasten als zeremonielle Handlung liegt auf der spirituellen Erfahrung, denn es schärft die Sinne und macht die Seele freier und empfänglicher für Träume, außersinnliche Wahrnehmungen und Visionen. Aber natürlich unterstützt das Fasten auch die Gesundheit und verhindert Übergewicht; eine »geschickt kaschierte Diät- und Gesundheitsmaßnahme« von den Schamanen für ihren Stamm, könnte man mit einem Augenzwinkern sagen.

Es gehört noch ein zweites Element zum Fasten in der schamanischen Tradition, nämlich das Gegenstück, das in der Freude und im Genuss des Essens liegt: das sogenannte *feasting*, das »Festtagsschmausen« danach. Genauso wie das Fasten hat das *feasting* nur oberflächlich mit dem Essen an sich zu tun, weil es natürlich ebenfalls mit einer spirituellen Absicht ausgeführt wird.

Ein Grund für das *feast,* den »Festtagsschmaus«, kann etwa sein, sich nach dem Fasten wieder zu erden, um aus der spirituellen Ebene heraus wieder gut im Alltag anzukommen; denn wenn man sich stark mit den Geistigen Welten verbindet, kann man schon einmal die Bodenhaftung verlieren. Das Essen bringt einen wieder in die materielle Ebene. Eine Absicht kann auch sein, die Ernte zu feiern oder mit bestimmten Rezepten, die seit Generationen weitergegeben werden, die Familie und Ahnen zu ehren. Dankbarkeit für das gute Essen von Mutter Erde ist immer ein Teil vom schamanischen Festschlemmen.

Diese **Achtsamkeit** ist übrigens das, was *feasting* von Völlerei unterscheidet und das Fasten von einer Diät.

Zentral: Die Absicht

Der Aspekt der Absicht spielt in allen spirituellen Ritualen, die den heiligen von einem alltäglichen Raum unterscheidet, eine wesentliche Rolle. Du kannst alltäglichen Handlungen durchaus einen spirituellen Rahmen geben – aber ohne eine klare Absicht läuft ein Gedanke oder ein Ritual ins Nichts.

Eine klare Absicht jedoch wirkt magnetisch, denn Energie fließt dorthin, wo die Aufmerksamkeit hingeht. Das lehrt nicht nur seit Zehntausenden von Jahren der Schamanismus – es ist etwa im hawaiianischen Huna eines der sieben Prinzipien –, sondern es wird auch von der modernen Quantenphysik bestätigt. Konzentriere dich auf Glück, und du wirst mehr davon in deinem Leben haben; grüble über Krankheit und Unglück, und auch das wird sich dadurch vermehren.

Fokussiere dich also auf dein Wunschgewicht, und es wird dir gelingen, es zu erreichen! Genau jetzt ist der richtige Zeitpunkt für dein neues Vorhaben und das Verabschieden von überholten Gewohnheiten, Gedanken- und Verhaltensmustern. Du hast alle Fähigkeiten, um dein Ziel zu erreichen und dich vom Strom des Lebens dorthin tragen zu lassen. Der Einzige, der es verwirklichen kann, bist du.

ÜBUNG:

Absicht – Manifestation

Energie folgt meiner Aufmerksamkeit.

Begib dich an einen ruhigen Ort, setze dich hin, und entspanne dich. Fühle in dich hinein: Warum möchtest du fasten?

Möchtest du wirklich »nur« abnehmen und dann dein Wunschgewicht halten? Oft spielen auch andere Wünsche, die mit dem Thema Abnehmen zusammenhängen können, eine Rolle. Möchtest du etwa glücklich sein? Wünschst du dir eine erfüllende Partnerschaft? Möchtest du dich selbst lieben, dich attraktiv und in deinem Köper wohlfühlen? Wünschst du dir positive Veränderungen in deinem Leben – privat, beruflich? Sehnst du dich nach mehr Leichtigkeit und Lebendigkeit?

Sei ganz ehrlich zu dir selbst. Und erlaube dir, dir all das zu wünschen, wonach sich dein Herz sehnt. Du bist es dir wert! Wer soll es umsetzen, wenn nicht du?

Wenn dir klar ist, was alles für dich mit dem Abnehmen und deinem Wunschgewicht zusammenhängt, sprich es laut aus – in ein oder zwei positiv formulierten Sätzen. Zum Beispiel: »Ich möchte abnehmen und mich dabei für eine liebevolle und erfüllende Partnerschaft öffnen.« Oder: »Ich möchte abnehmen und alles loslassen, was nicht mehr in mein Leben oder zu mir gehört, und mich trauen, auch Nein zu sagen. Ich möchte glücklich sein und dann mein Wunschgewicht halten.« Achte darauf, dass deine Formulierung positiv ist.

Schließe nun deine Augen. Atme tief ein und wieder aus. Visualisiere in deinem Inneren, etwa auf Höhe deines Nabels, eine noch geschlossene Knospe. Und beobachte dann, wie diese sich ganz allmählich öffnet und du daraus langsam emporsteigst, neugeboren. Mit jedem Atemzug siehst du ein wenig deutlicher deine neue und schlanke Gestalt. Fühle dabei intensiv, dass dir alles, was du dir wünschst, gelingt, und dass es dir dabei gut geht. Genieße es.

    Halte deine Augen weiterhin geschlossen. Blicke nun durch die Augen deines neugeborenen Selbst auf dein Leben. Stelle fest, welche Bereiche deines Lebens verändert oder losgelassen werden wollen und welche

Bereiche bereits in Veränderung begriffen sind. Erkenne daraus deine nächsten Schritte für eine positive Entwicklung deiner gegenwärtigen Situation. Du kannst dir alle Fragen stellen, die dich diesbezüglich beschäftigen – die Antworten werden aus dir selbst heraus kommen.

Betrachte wieder dein neugeborenes Selbst, entspanne dich in dieses Gefühl hinein, und genieße es so lange, wie du es möchtest. Bedanke dich schließlich bei dir selbst, komme zurück in das Hier und Jetzt, und öffne in deiner Zeit wieder deine Augen.

Ernährungsrhythmus unserer Urahnen

Es ist Teil der Entwicklungsgeschichte des Menschen, zu essen, zu hungern und wieder zu essen. In der Urzeit gab es nicht immer Nahrung. Unsere Urahnen konnten nicht jeden Tag ein Tier erlegen oder Pflanzennahrung finden (oder, später, angebaute Pflanzen ernten). Lebensmittel wurden sofort gegessen (es gab ja keine Konservierungsstoffe oder Kühlschränke). Es wurde also geschlemmt – und dann ging man (weil es ja auch keine Supermärkte gab) wieder auf die Jagd bzw. auf die Suche.

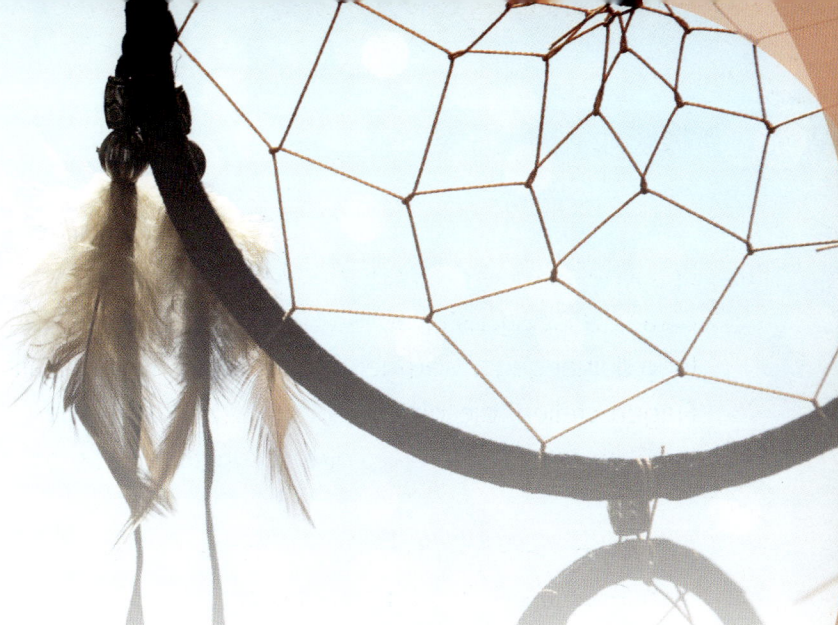

Das schamanische Wissen, auf dem dieses Buch beruht, hat sich aus einer universell anwendbaren Wahrheit heraus entwickelt. Es wurde über Zehntausende von Jahren hinweg durch wiederholtes Ausprobieren verfeinert und verwandelte sich in Allgemeinwissen, das den Menschen beim Überleben half. Ein Teil davon sind auch Fasten- und *feasting*-Zeremonien. Dieses universelle Wissen ist auch heute noch in unserem Zellgedächtnis gespeichert und macht deshalb für uns Menschen diese Art der Gewichtsregulierung so natürlich und effektiv.

Die WHO (Weltgesundheitsorganisation) erkannte 1980 auch offiziell an, dass die schamanischen Heilungsmethoden wirksam sind in der Unterstützung eines gesunden und ausgeglichenen Gesamtzustands des Menschen.

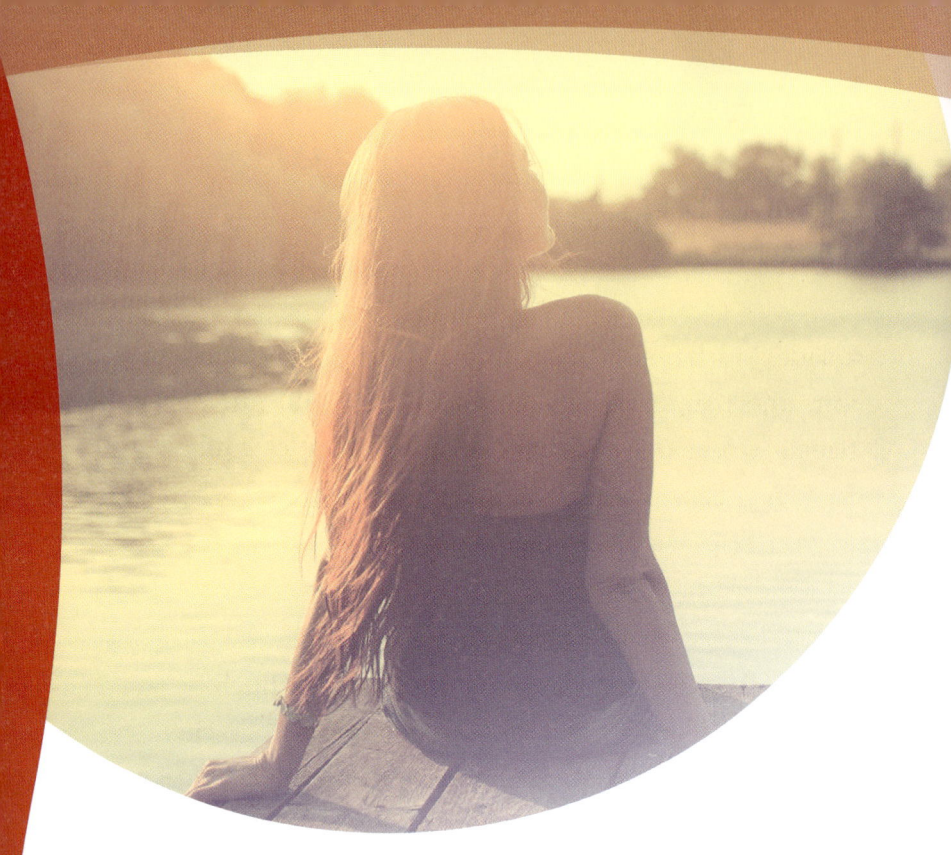

Schamanisches Fasten: Die Methode

Ich bemerkte die positiven Ergebnisse unverzüglich: Als ich am Ende meines ersten Fastentages nach der Medizinwanderung nach Hause kam, fühlte ich mich leicht und beschwingt.

Ich fing an, jeden zweiten bis dritten Tag einen Fastentag einzulegen. Schon in der ersten Woche nahm ich ein Kilo ab – obwohl ich an meinen normalen Essenstagen nach Herzenslust alles aß, wonach mir war, ohne Selbstkontrolle und mit Genuss und Elan. So aß ich neben Gemüse und Vollkornprodukten sogar Schokolade, Milch und Weißbrot, mal, bis ich angenehm satt war, und mal, bis ich mehr als voll war und mir den Bauch richtig vollgeschlagen hatte. Ich ließ es einfach zu, ließ es ganz natürlich geschehen.

Verzichte – und genieße das Leben!

Bei meiner Medizinwanderung hatten mir meine Helfer gesagt, ich solle an meinen Speisetagen das Essen nach Lust und Laune zelebrieren. Und weil ich mir alles, was mein Herz begehrte, gönnte, fiel es mir an meinen Fastentagen nicht schwer, das Essen bleiben zu lassen. Das ist bis heute so geblieben. Verzichte, und genieße das Leben! Das klingt vielleicht erst einmal paradox, es ist aber wirklich so.

Ganz auf Essen zu verzichten und überhaupt nichts weiter zu mir zu nehmen als Wasser – dem **Prinzip »Alles oder nichts«** zu folgen –, also zu fasten, ist für mich viel einfacher, als Diät zu halten und krampfhaft zu versuchen, weniger zu essen.

Der Fokus ist jeweils ein anderer: Bei einer Diät muss man auf etwas verzichten, sich kontrollieren und sich geißeln. Beim Fasten finden innere Einkehr und sowohl körperliche als auch seelische Reinigung statt. Das Gefühl im Inneren ist dabei von Weite geprägt, man verbindet sich mit sich selbst und mit allem. Man entschleunigt.

Ich persönlich erlebe dabei, dass ich wieder in mir, in meiner Mitte und im Moment ankomme und einfach bin.

Wenn ich faste, gibt es also nur die Luft, das Wasser und die Spirits – und ich genieße es von ganzem Herzen!

Wer darf fasten?

Ich begann auch zu recherchieren, ob es denn gesundheitlich unbedenklich ist, regelmäßig zu fasten. Was ich erfuhr, war überwältigend und befreiend: Regelmäßiges Fasten ist nicht nur unbedenklich; es gilt sogar medizinisch als eine Art Wunderheilmittel, das gesund macht und erhält.

Medizinischer Tipp*

Ist regelmäßiges Fasten, wie es in diesem Buch beschrieben wird, aus medizinischer Sicht bedenkenlos?
Regelmäßiges Fasten ist sogar vorteilhaft und gesund. Hierzulande ist es für einen normalen Menschen wirklich unbedenklich, ein oder zwei Tage in der Woche nichts zu essen, auch dann, wenn man das regelmäßig über Monate und Jahre hinweg macht. Dazwischen isst man ja ganz normal. Jeder Mensch hat genügend Fettreserven im Körper, und diese werden durch das Fasten abgebaut. Und wenn jemand übergewichtig ist, hat er viel zu viele Reserven.

Wer sollte nicht fasten?
Kinder sollten nicht fasten, bis das Wachstum abgeschlossen ist. Je nach körperlicher Entwicklung ist das im Alter zwischen 14 und 16 Jahren der Fall. Schwangere sollten – aus den gleichen Gründen – ebenfalls nicht fasten.
Sehr alte Menschen sollten nicht fasten. Ältere Menschen können durchaus bis ins hohe Alter fasten, die

allgemeine Lebensenergie sollte dabei jedoch recht gut und stabil sein. Kranke und geschwächte Menschen sollten nur dann fasten, wenn sie dabei von einem Arzt begleitet werden. Gleiches gilt für Menschen, die regelmäßig Medikamente einnehmen müssen.

*Alle medizinischen Tipps von D. Alexandra Pagitz – siehe S. 124

Der Rhythmus macht's!

Als ich bemerkte, dass Fasten für mich funktionierte und ich dadurch tatsächlich abnahm, fand ich auch schnell den für mich richtigen Rhythmus. Ich beobachtete, dass mein Alltag mit meinen beiden quirligen Kleinkindern am leichtesten zu bewältigen war, wenn ich nicht mehr als einen Tag am Stück fastete. Zwei Tage hintereinander gingen nur, wenn ich etwas mehr Ruhe hatte; sonst verfügte ich über keine Kraft mehr und war erschöpft und gereizt.

Für dich aber mag es durchaus stimmig sein, zwei Tage hintereinander zu fasten. Finde selbst heraus, was für dich funktioniert – nur du kennst deinen eigenen Körper. Wenn du das noch nicht tust, solltest du ihn endlich kennenlernen. Probiere aus, folge deinen Impulsen. Wo nötig, ergänze die Vorschläge in diesem Buch, ändere sie so ab, dass sie dir passen wie ein geschmeidiger Handschuh.

Dein Körper ist kein Gegenstand, den du nach einem strikten Diätplan formen kannst, sondern er ist ein Teil von dir, das Zuhause für deine Seele und Lebensenergie. Lerne deinen Körper und deine Seele wieder kennen, sie gehören zusammen. Nur wenn beide in Einklang sind – so habe ich persönlich die Erfahrung gemacht –, gelingt es, abzunehmen und anschließend das Wunschgewicht zu halten.

Für deinen Fastenrhythmus ist auch eine weitere Frage wichtig: Möchtest du dein Gewicht reduzieren, es halten, oder möchtest du verhindern zuzunehmen? In meiner Abnehmphase habe ich natürlich häufiger gefastet als jetzt, wo ich mein Gewicht halten möchte. Derzeit faste ich ein bis zwei Mal pro Woche.

Dabei spielt es auch eine Rolle, welche Lebensmittel du für gewöhnlich zu dir nimmst. Sind es eher welche, die fett machen? Dann musst du natürlich etwas häufiger fasten.

Ich zum Beispiel esse eine Mischung aus gesunden Bioprodukten und ganzheitlichen Speisen: Vollkornreis oder Grünkern mit Gemüse, Tofu, Biohuhn oder -fisch, Dinkelgrieß usw. Und insgesamt esse ich einfach

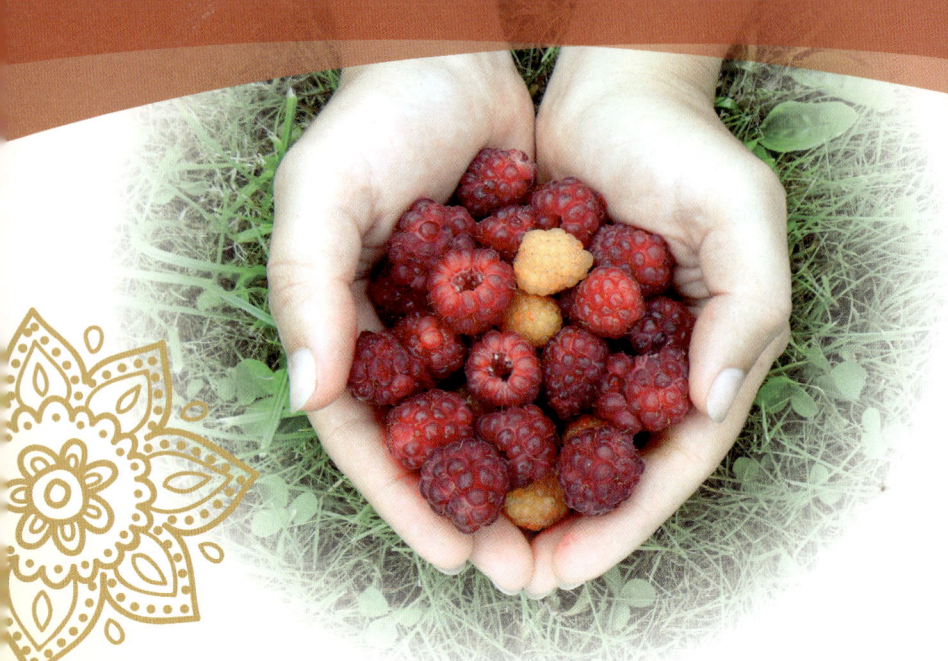

alles, dazu gehört für mich auch, dass ich gelegentlich mit meinen Kindern Pommes esse, weil mir das Spaß macht und hin und wieder auch schmeckt. Ich esse außerdem manchmal gern Pizza, Nudeln, Schokolade, jede Menge Weißbrot – also lauter Lebensmittel, die so richtig schön dick machen können. Ich möchte mich nicht kasteien, sondern das Leben genießen.

In meiner Abnehmphase musste ich daher öfter fasten. In den ersten Monaten legte ich alle drei Tage einen Fastentag ein. Ich aß zwei Tage, was ich wollte, ob gesund oder weniger, und fastete einen Tag (trank nur Wasser, zweieinhalb bis dreieinhalb Liter pro Tag, und nahm keine feste Nahrung zu mir). Wenn ich das Gefühl hatte, innerlich festzustecken, fastete ich auch einmal eine Woche lang jeden zweiten Tag.

In der zweiten Phase – als ich schon an die zehn Kilo abgenommen und noch 5 Kilo bis zu meinem Wunschgewicht vor mir hatte –, legte ich alle vier Tage einen Fastentag ein. Also drei Tage essen und einen Tag fasten.

Und jetzt, wo ich mein Wunschgewicht, mit dem ich mich wohl- und schön fühle, erreicht habe, faste ich ein bis zwei Mal die Woche, je nachdem, wie viel und was ich esse und wie viel ich mich bewege.

Damit das Fasten aber nicht zu eintönig wird, denn jede Regelmäßigkeit mag auch ihre Unterbrechungen, wende ich hin und wieder eine Methode des bekannten Autors und Arztes Dr. Ruediger Dahlke an und lasse das Frühstück aus.

Diese Fastenmethode hat er aus dem modernen »Dinnercancelling« entwickelt. Beim Dinnercancelling verzichtet man täglich auf das Abendessen und pausiert auf diese Weise bis zum Frühstück an die 17 Stunden vom Essen. Ruediger Dahlke hat das umgedreht – weil er abends aus sozialen Gründen gern schmaust – und lässt morgens das Frühstück aus (vgl. Dr. Ruediger Dahlke: *Das große Buch vom Fasten*. Goldmann 2009). Das englische Wort für Frühstück, *breakfast*, bedeutet ursprünglich »das Fasten brechen« und geht auf eine jüdisch-christliche Tradition zurück (siehe auch »Fasten in den Weltreligionen« auf Seite 84).

Diese Methode ist übrigens im mediterranen Bereich von jeher sehr beliebt, denn das Frühstück wird in Ländern wie Italien und Spanien weitgehend ignoriert. Es handelt sich also auch in diesem Fall wieder um eine altbewährte Methode.

Schamanisches Fasten: Zusammengefasst

Beim schamanischen Fasten solltest du nicht mehr als zwei Tage am Stück fasten, denn ab drei Tagen in Folge nimmt man aufgrund einer Verlangsamung des Körperstoffwechsels nicht mehr so effektiv ab (siehe dazu »Deshalb nimmst du mit dem schamanischen Fasten ab« auf Seite 40. Du solltest daher spätestens nach zwei Tagen wieder normal (oder auch ein wenig mehr) essen – bis zu deinem nächsten Fastentag. Mit dieser Methode kannst du pro Fastentag etwa ein halbes Kilo abnehmen.

Die Durchführung ist also einfach. Auf Phasen der normalen Nahrungsaufnahme folgen Zeitabschnitte, in denen du nichts isst und nur Wasser trinkst, etwa zweieinhalb bis dreieinhalb Liter pro Tag. Es gibt dabei zwei grundlegende Methoden, die wiederum zahlreiche Varianten haben:

1. Ganze Fastentage im Wechsel mit Essenstagen

Je nachdem, ob man abnehmen oder sein Gewicht halten möchte, kann man jeden zweiten oder dritten Tag fasten (zum Abnehmen) oder pro Woche ein oder zwei Fastentage einlegen (zum Gewichthalten). Manche Menschen fasten einmal pro Woche an zwei Tagen hintereinander, andere wieder essen und fasten sogar im 24-stündigen Wechsel. Die letztgenannte Variante stellt die intensivste Form dieser Fastenmethode dar.

2. Fastenstunden

Das schamanische Fasten funktioniert auch, wenn man etwa 17 Stunden fastet. Das erreicht man am einfachsten, wenn man entweder das Abendessen oder das Frühstück auslässt. Einsteigern kann diese Variante eher leichtfallen, weil sie keinen ganzen Tag auf feste Nahrung verzichten müssen.

Deshalb nimmst du mit dem schamanischen Fasten ab

Medizinischer Tipp

Warum nimmt man bei dieser Art des kurzen Fastens – bei der man nur ein oder zwei Tage, dafür aber regelmäßig fastet – mehr ab, als wenn man drei, sieben oder zehn Tage am Stück fastet?

Sobald der Mensch nichts mehr isst, stellt sich der Körper sehr schnell darauf um, die Energie, die er braucht, aus den eigenen Reserven zu holen. Das geschieht, indem der Körper ein Alarmsignal an den Stoffwechsel schickt und sagt: »Ich bekomme keine Nahrung.« Der Stoffwechsel antwortet dann mit: »Ich brauche Energie, ich muss auf meine eigenen Reserven zugreifen«, und stellt sich dann innerhalb von ein paar Stunden um.

Wer länger an einem Stück fastet, nimmt deshalb weniger ab, weil der Körper den Stoffwechsel herunterfährt, um seine Energiereserven zu schonen. Der Körper weiß ja nicht, wie lange er ohne Nahrungszufuhr auskommen und folglich von den Energiereserven zehren muss. Der Körper gewöhnt sich daran, dass er weniger

Energie von außen zugeführt bekommt, und kann dann irgendwann mit weniger Energie recht gut leben.

Wenn du aber das Fasten nur so lange einhältst, dass du einen oder zwei Tage nichts isst, dann aktivierst du jedes Mal aufs Neue die erste Reaktion des Körpers: »Moment, ich brauche Energie, ich muss auf meine eigenen Fettreserven zugreifen.« Denn erst nach etwa drei Tagen schaltet der Körper auf den Automatismus um, seine Energiereserven zu sparen. Und deshalb kann man mehr abnehmen, wenn man nur ein bis zwei Tage lang fastet, dafür aber regelmäßig über lange Zeit, als wenn man drei, sieben oder zehn Tage am Stück fastet.

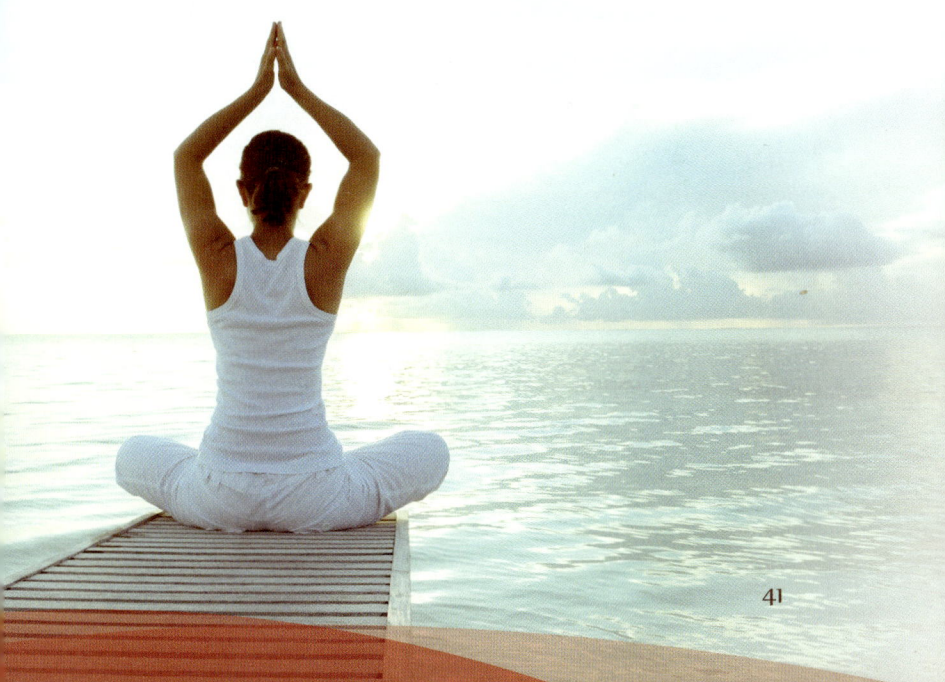

ÜBUNG: Fastentagsritual

Ich bin ein spirituelles Wesen in einem physischen Körper. Heute nähre ich meine Seele.

Wenn du jeden deiner Fastentage mit einem kleinen Ritual beginnst, schenkst du dir die Kraft und die innere Ruhe, ihn entspannt zu schaffen und zu genießen.

Schenke dir, nachdem du aufgestanden bist, ein Glas warmes Wasser ein. Setze dich damit an einen ruhigen Platz, und zünde eine Kerze oder ein Teelicht an. Blicke in die Flamme, und sage leise oder laut, so, wie es für dich mehr Kraft hat: »Ich verdiene das Beste, ich verdiene meine ganze Liebe. Heute heile ich mich und fülle mein Herz und meine Seele auf; heute nähre ich meinen spirituellen Hunger mit Luft und Wasser.«
    Atme tief ein und aus, und lege eine Hand auf dein Herz, die andere auf deinen Bauch. Nimm dich wahr.

Trinke jetzt einige Schlucke Wasser, und nimm wahr, wie gut und rein es schmeckt. Lasse dir dafür so viel Zeit, wie du möchtest und brauchst.

Begib dich anschließend ganz entspannt in den Tag. Die Kerze kannst du, wenn du zu Hause bleibst, zur Unterstützung noch brennen lassen. Lösche sie auf jeden Fall, wenn du das Haus verlässt, und entzünde sie erneut, wenn du wiederkommst.

Anregung: Entwickle deine eigenen Rituale. Du kannst sie selbstverständlich im Laufe der Zeit auch verändern. Vielleicht möchtest du als Teil deines Rituals auch baden und dich reinigen? Oder vielleicht möchtest du die Sätze, die du sagst, dem jeweiligen Thema, das dich gerade innerlich beim Abnehmen beschäftigt, z. B. Selbstwert oder Willenskraft, anpassen? Wenn dich tagsüber eine Heißhungerattacke überkommt, kann es auch hilfreich sein, dass du dein Ritual wiederholst, um neue Kraft zu erlangen.

Schön ist es auch, bevor du am Ende des Fastentages zu Bett gehst, noch ein kleines Ritual durchzuführen, in dessen Rahmen du dich selbst dafür lobst, dass du es geschafft hast, den ganzen Tag lang nichts zu essen, und der Vorfreude auf das Frühstück und die guten Speisen am nächsten Tag Raum gibst. Nimm einfach wahr, wie gut du dich durch das Fasten in deiner Haut fühlst.

Lebensstil

Entwickle Geduld, Ausdauer und Strukturen – es braucht seine Zeit, abzunehmen.

Bei mir hat es ein halbes Jahr gedauert, bis ich 15 Kilo abgenommen und mein Wunschgewicht erreicht hatte. Der Prozess des Abnehmens und die damit verbundenen inneren Themen brauchen einfach eine Weile. Fasten ist keine Crashdiät – dafür ist es nachhaltig.

Die Nachhaltigkeit ist für mich der beste Beweis, dass es wirklich funktioniert und Hand und Fuß hat: Nach jeder »normalen« Diät, bei der also das Spirituelle ausgespart und das Abnehmen auf das Kalorienzählen reduziert wird, zählte ich die Tage, bis die Qual endlich vorbei war. Das tue ich jetzt nicht mehr, im Gegenteil: Mit dem Fasten lebe ich sehr glücklich!

Jeden Tag »voll« zu sein, kann ich mir nicht mehr vorstellen. Das Fasten würde mir fehlen, es gehört inzwischen zu meinem Lebensstil. Ich brauche immer wieder diese »Leer-Tage«, an denen ich nichts esse. Dieser Wechsel von Fülle und Leere findet sich überall in der Natur wieder: Ein- und Ausatmen, Ebbe und Flut, der Wechsel der Jahreszeiten, die Mondphasen. **Die Leere schafft Platz für das Neue.**

Die vier Aspekte des Menschen – Körper, Verstand, Gefühle und Seele – helfen dir dabei, deine innere Balance zu finden. Sie werden in den schamanischen Traditionen durch die vier Elemente, die Bausteine unseres Lebens, auf Erden repräsentiert: Dem Körper entspricht das Materielle des Elements Erde, dem Verstand die Leichtigkeit des Elements Luft, den Gefühlen das Fließen des Elements Wasser und der Seele das Essenzielle des Elements Feuer.

Wenn du im Gleichgewicht bist – mithilfe der Elemente und ihrer Qualitäten als Wegweiser und Lehrer –, lebst du hier auf Erden gesund und voller Kraft und bist zugleich verbunden mit dem Wunder und Mysterium des Kosmos.

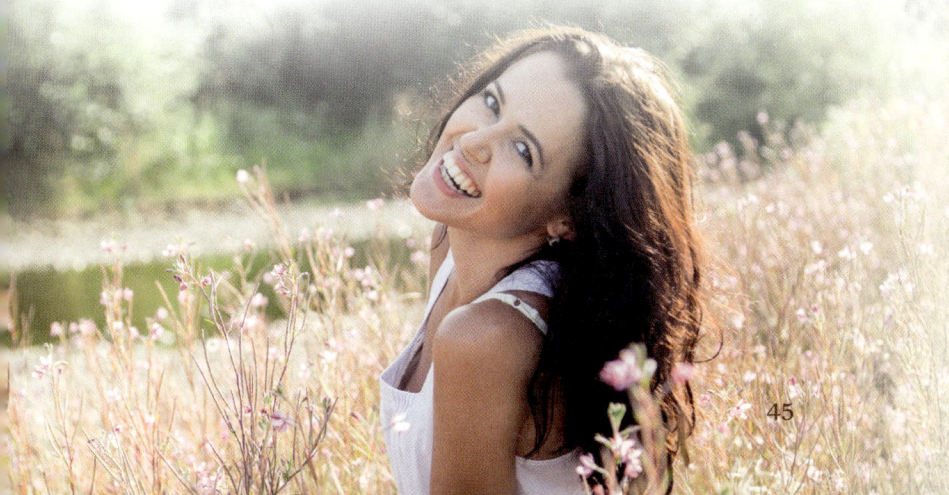

ÜBUNG:

Balance im Körpergewicht finden

Ich bin ein Kind des Himmels auf Erden.

Führe ein Baumritual durch. Es wird dich dabei unterstützen, wieder ins Gleichgewicht zu kommen und ein gesundes Körpergewicht zu finden. Suche dir für dieses Ritual in der freien Natur einen Baum, der dich anzieht. Setze oder stelle dich mit deinem Rücken an diesen Baum. Frage den Baum, wie du mit deinen Gefühlen ins Gleichgewicht kommen kannst. Höre auf das, was er dir antwortet.

    Wenn du die Antwort erhalten hast, mache im Uhrzeigersinn eine Vierteldrehung um den Baum herum. Dann frage ihn, wie du mit deiner Seele im Gleichgewicht sein kannst. Warte auf die Antwort. Nach der nächsten Vierteldrehung fragst du nach dem Gleichgewicht mit deinem Körper, und nach der letzten nach dem Gleichgewicht mit deinem Verstand.

    Drehe dich schließlich zum Baum um, und umarme ihn, um so alle vier Aspekte – Körper, Verstand, Seele

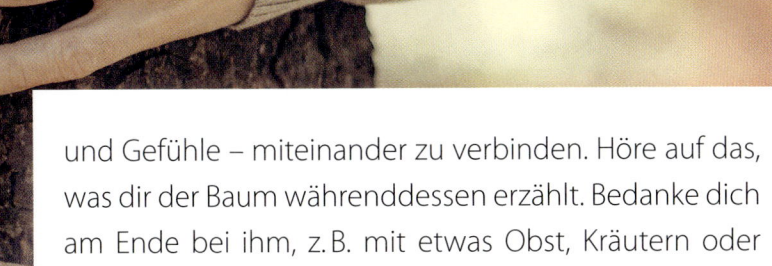

und Gefühle – miteinander zu verbinden. Höre auf das, was dir der Baum währenddessen erzählt. Bedanke dich am Ende bei ihm, z. B. mit etwas Obst, Kräutern oder Mulch – oder indem du ein Lied für ihn singst.

Ziel: Dein Wohlfühlgewicht

Beim schamanischen Fasten ist das Gewichtsziel einzig und allein das Gewicht, mit dem du dich wohlfühlst. Der Body-Mass-Index (BMI), auch Körpermasseindex (KMI) genannt, spielt keine Rolle.

Denn das eigene Wunschgewicht kann sich – je nach Lebensphase – ändern. Wie ich schon anfangs erzählte, fühlte ich mich während meiner Stillzeit mit 15 Kilo mehr als heute pudelwohl – und ich brauchte es auch. Das Gleiche kann auf Menschen zutreffen, die gerade eine schwere Krankheit hinter sich haben oder viel Stress bewältigen mussten. In manchen Lebenssituationen mag sich »etwas mehr« einfach besser anfühlen.

Du merkst sowieso ganz genau, wann es Zeit ist, wieder abzuspecken. Dein Körper ist kein Gegenstand, sondern lebendig, und wie alles Lebendige durchläuft er Phasen und Zyklen. Folgende Übung hilft dir dabei, zu erfühlen, welches Körpergewicht aktuell das für dich richtige ist, und auch dabei, deinen Körper wieder zu akzeptieren und zu lieben.

ÜBUNG:

Den Körper kennenlernen

Mein Körper und meine Seele gehören zusammen.

Nimm ein wohltuendes Bad, oder gehe ausführlich duschen. Ziehe dann deinen bequemsten Pyjama an. Zünde ein paar Kerzen an, lege deine Lieblingsentspannungsmusik auf, und lege dich in dein Bett oder aufs Sofa. Mache es dir unter einer kuscheligen Decke richtig gemütlich. Schließe deine Augen.

Stelle dir nun deinen inneren Garten vor. Dieser Ort ist dein Kraftplatz, dein inneres Zuhause. Dein innerer Garten kann genau so aussehen, wie es dir gefällt, z. B. wie ein tropischer Urwald, ein Gelände hoch oben in den Bergen oder dein eigener Garten.

Begib dich nun in deinen Garten. Visualisiere, wie du dort stehst, sitzt oder liegst – wie du dich dort entspannst und die Atmosphäre genießt. Du erholst dich. Nimm die Pflanzen an deinem persönlichen Kraftort wahr und auch die Tiere. Währenddessen regenerierst du dich. Du kannst deinen inneren Garten, den du in dir siehst, auch jederzeit umgestalten – genau so, wie du dich darin wohl- und zu Hause fühlst.

Du wirst jetzt in deinem inneren Garten deine Körperseele kennenlernen. Diese hilft dir beim Abnehmen und steht dir als Begleiter zur Seite. Habe weder Erwartungen noch vorgefertigte Vorstellungen davon, wie dieser Teil von dir aussieht. Deine Körperseele kann wie dein Spiegelbild aussehen, vielleicht auch völlig anders, etwa wie ein Engel, ein Tier oder eine Energieerscheinung. Vielleicht kannst du deine Körperseele auch gar nicht sehen, sondern nur spüren, weil du eher der innerlich wahrnehmende Typ bist.

Wenn du deine Körperseele triffst, frage diese, ob sie es ist. (Solltest du sie nicht treffen, blicke einfach in dein Spiegelbild vor dir, und sprich mit dir selbst.) Nimm wahr, wie es ihr geht: Ist sie vital und gesund, oder wirkt sie fahl und abgekämpft? Frage deine Körperseele nun, ob du etwas für sie tun kannst, was sie von dir braucht. Dies kann wirklich alles Mögliche in deinem Leben betreffen, vom Lebensstil über Beziehungen bis hin zur Arbeit.

Lasse dafür wie in einem Film deine verschiedenen Lebensbereiche erscheinen und vorbeilaufen: deine Arbeit, deine Familie, deine Freunde, deine Freizeit, deine Hobbys. Was sagt deine Körperseele zu jedem dieser Bereiche?

Betrachte auch dich selbst vor deinem inneren Auge: dein Aussehen, deine Kleidung, deine Körperhaltung. Beobachte, wie du sprichst und was du isst. Was sagt deine Körperseele dazu? Welche Bereiche entsprechen ihr, womit fühlt sie sich wohl? Und welche Bereiche passen nicht – oder nicht mehr – zu ihr, zu dir? Sei dabei offen für Überraschungen, wenn das, was sich dir dabei zeigt, ganz anders ist als in deinen festgefahrenen Vorstellungen.

Zeigst du deiner Umgebung, wer du wirklich bist? Entspricht dein äußeres Leben auch deinem inneren? Bist du authentisch? Räume aus dem Weg, was nicht wahrhaft ein Teil von dir ist. Und glaube an deine Fähigkeiten, es zu schaffen: Glaube daran, dass du dir ein wirklich erfülltes und aufrichtiges Leben erschaffen kannst. Ein solches Leben ist möglich – in einem Körper, der dir entspricht und in dem du dich wohlfühlst. **Du selbst bringst die Person hervor, die du wirklich bist.**

Nimm dir alle Zeit der Welt, um auf diese Weise deiner Körperseele zu begegnen.

Wenn du schließlich so weit bist, zurückzukehren, bedanke dich bei deiner Körperseele. Entspanne dich noch ein wenig, und bereite dich darauf vor, wieder gut geerdet in deinem Alltag anzukommen. Öffne anschließend ganz allmählich deine Augen. Vielleicht gähnst du dabei oder streckst deinen Körper ein wenig.

Diese Reise kannst du durchführen, sooft du möchtest. Sie unterstützt dich dabei, zu hören, was dir dein Körper sagen möchte. Du kannst auch in deinem Alltag jederzeit deine Körperseele fragen, ob etwas passt, etwas stimmig ist. Sie hilft dir, genau hinzuschauen und wahrzunehmen, wo in deinem Leben du dich versteckst oder wo du dich vielleicht mit Essen und anderem unnötigen Ballast zustopfst – und dann anders zu handeln.

So gelingt das schamanische Fasten

Eine gute Nachricht: Beim schamanischen Fasten fällt es leicht, das Wunschgewicht zu halten, wenn man es einmal erreicht hat. Während bei Diäten dann der befürchtete Jo-Jo-Effekt einsetzt und man wieder – meistens sogar mehr – zunimmt, als man abgenommen hat, kommt das beim schamanischen Fasten nicht vor. Man fastet ein oder zwei Tage in der Woche und hält problemlos sein Gewicht.

Du wirst staunen: Deine Tage der Nahrungskarenz und Leere wirst du nicht mehr missen wollen! Du »kommst runter«, entschleunigst dich und spürst wieder, worum es wirklich in deinem Leben geht. Alles Unnötige wird losgelassen. Du reinigst dich dabei sowohl emotional als auch mental.

Gedanken und Gefühle entschlacken

Damit kommen wir zum Kern beim Abnehmen: den emotionalen und mentalen Widerständen. Ich will dir nichts vormachen: Du wirst beim Abnehmen mit großer Wahrscheinlichkeit manchmal an deine Grenzen kommen. Natürlich wirst du Phasen, Etappen durchlaufen, in denen es »fließt« und dir das Fasten leichtfällt. Und dann wirst du an deinen nächsten Widerstand gelangen. Mitunter wird dich dabei der Heißhunger überfallen, und du wirst ihm hin und wieder, vor allem anfangs, nachgeben. Mit ziemlicher Sicherheit wirst du phasenweise innere Kämpfe durchzustehen haben.

All dies sind Widerstände, Muster, Konditionierungen und Blockaden in deinen Gefühlen und Gedanken. Sie haben dazu geführt, dass du mollig oder dick geworden bist. Nennen wir es ruhig beim Namen, ich war es ja auch einmal.

Studien belegen, dass wir unsere negativen Gefühle oft mit Essen kompensieren (vgl. Maria Sanchez: *Sehnsucht und Hunger.* Envela 2010). Wir fressen Wut oder Frust in uns hinein – und halten damit fest, was wir nicht wollen, anstatt etwas zu verändern. Bei den meisten Menschen wurde bereits im Kindesalter Essen an Emotionen gekoppelt, etwa wenn es statt einer Umarmung

Schokolade zum Trost gab. Die Seele schreit aber auch im Erwachsenenalter nach Aufmerksamkeit. Die beste Ernährungsstrategie nutzt also nichts, wenn uns unsere Gefühle einen Strich durch die Rechnung machen. Die Konditionierung ist stärker – bis wir sie auflösen.

Anregung: Stelle dir beim nächsten Mal, wenn dich der Heißhunger überfällt, vor, dass du ihn auf eine Wolke setzt und er mit der Wolke in den Himmel davonfliegt. Und wenn du es doch einmal nicht schaffst, dann genieße wenigstens das Essen! Mache dir keine Selbstvorwürfe. Beim nächsten Mal klappt das Fasten, nur Geduld!

Emotionen annehmen

Um Widerstände und Fressattacken zu überwinden, müssen die negativen Emotionen erst gesehen, noch einmal gefühlt und dann angenommen und dadurch losgelassen werden, anstatt sie mit Frustkalorien zu verdrängen. Du wirst also an deinen Fastentagen, besonders beim Abnehmen, manchmal auch Stunden erleben, in denen du traurig, frustriert oder wütend bist, du also die Gefühle einfach zulässt und auflöst, die du so lange weggefuttert hast.

Der Weg ist ganz einfach: Lasse die unangenehmen Gefühle zu, und nimm die irdische Ebene ganz an! Nimm die Haltung eines Forschers ein, und beobachte dich. Zum Beispiel könntest du herausfinden: »Aha, wenn ich meinem Heißhunger nicht nachgebe, kommt dieses eine Gefühl, diese eine Erinnerung wieder hoch.« Sei präsent, und erfahre in vollem Umfang, was es bedeutet, als Mensch auf Erden zu leben. Schaue genau hin, lasse nichts aus. Das Sein auf Erden beinhaltet auch, inmitten der polaren Wirklichkeit und des Leids das Licht zu ergreifen und zu manifestieren.

Wer verletzt wurde, versteht Vergebung, Frieden und Liebe in ihrer Tiefe. Wer Entbehrung gesehen hat, kann die Fülle genießen. Weine, denn dann wirst du auch lachen können. Erlebe die Dunkelheit, damit du das Licht erkennen kannst. Lasse all dies zu, denn dann kannst du deine Essattacken überwinden und deine wahren Bedürfnisse befriedigen. Mit Essen wirst du deinen Frust nicht los, im Gegenteil.

Lerne also wieder zu fühlen, was dir dein Körper sagt. Er teilt dir mit, ob du wirklich hungrig bist oder ob es emotionaler Hunger ist – vielleicht auch Langeweile oder Gewohnheit, etwa beim Fernsehabend oder im Kino –, der dich zu den Chips greifen lässt.

Anregung: Atme durch, bevor du zu Keksen greifst, und stelle dir folgende Frage: Was brauche ich jetzt wirklich? Meistens ist es ein liebevolles Wort oder etwas Ruhe, die du benötigst. Unterscheide körperlichen und seelischen Hunger. Und manchmal wirst du so hungrig sein, dass die einzige Art, genährt zu werden, das Fasten und die damit verbundene innere Anbindung ist.

Heißhunger überwinden

Der biologische Grund für Heißhunger ist der, dass wir zu viele Kohlenhydrate, wie sie z. B. in Süßigkeiten, Weißbrot oder Nudeln enthalten sind, und zu wenig Gemüse und Proteine essen. Das machen wir vor allem dann, wenn wir Gefühle verdrängen wollen. Dadurch kommt es zu einem sehr schnellen Anstieg der Blutzucker- und Insulinwerte, weil sich Kohlenhydrate direkt und somit rasch in Zucker verwandeln. Weil aber die Blutzuckerwerte auch genauso schnell wieder absinken, signalisiert der Körper den Wunsch nach mehr Zucker. Die Folge ist Heißhunger. So sieht bei vielen Menschen die Übergewichtsfalle aus.

Es ist deshalb so schwer, Heißhungerattacken zu widerstehen, weil der Automatismus, zum Essen zu greifen, nicht nur im (psychischen) Unterbewusstsein und im Kopf, sondern zu allem Überfluss auch noch in Magen und Darm gespeichert sind. Der Bauch, genauer der Darm, wird von der Wissenschaft sogar als eine Art zweites Gehirn betrachtet, weil er unser Verhalten ebenso stark steuert wie der Kopf. Und der Informationsweg zwischen Gehirn und Darm funktioniert in beide Richtungen (vgl. Michael Gershon: *Neurologie – Wie der Bauch den Kopf bestimmt.* New York 2000; der Autor ist der Präsident des Departments für Anatomie und Zellbiologie der Columbia University).

Ermöglicht wird diese besondere Kommunikation durch rund 100 Millionen Nervenzellen im Darm. Weil das Darmnervensystem ähnlich organisiert ist wie das Gehirn und autonom arbeitet, greift das Gehirn nicht steuernd ein, wird aber über alle Vorgänge informiert – ohne dass wir uns dessen bewusst sind. Wir werden also mitunter vom Magen sehr wirkungsvoll gesteuert, automatisch, ohne nachzudenken zum Essen zu greifen – auch wenn es gerade nicht gesund ist, einfach weil eine entsprechende Information, ein Verhaltensmuster in unserem Verdauungsorgan gespeichert wurde.

Eine Nahrungskarenz kann auch diese psychologisch-biologische Ebene unseres Essverhaltens wieder in Balance bringen. Durch die Regelmäßigkeit des schamanischen Fastens lernt der menschliche Organismus aufs Neue, überkommene Automatismen sowie seinen Blutzuckerspiegel zu regulieren. Dadurch werden mit der Zeit Heißhungeranfälle immer seltener. Dann können auch ohne Nahrung viele Stunden ohne Heißhunger oder Schwächegefühl überstanden werden. Sogar das Gegenteil tritt ein: Die Nahrungspausen entwickeln sich zu Phasen höchster körperlicher und geistiger Leistungsfähigkeit (mehr dazu im Abschnitt »Fasten macht gesund und glücklich« auf Seite 88).

Anregung: Sitze deine Essanfälle aus! Heißhunger geht so schnell vorüber, wie er gekommen ist. Das heißt im Klartext: Wenn du den »längeren Atem« hast, kann dir die Hungerattacke nichts anhaben. Warte erst einmal einige Minuten ab, bevor du in die Essensschublade greifst. Atme ganz bewusst ein und wieder aus. Wiederhole das zehn Mal. Auch ein kurzer Spaziergang um den Block wirkt Wunder und lässt den Heißhunger wieder vergehen.

Medizinischer Tipp

Hast du einen Tipp, wie man es schafft, das Fasten nicht zu (unter)brechen, wenn einen der Heißhunger überkommt?

Es gibt einen Akupunkturpunkt, den man drücken kann. Er heißt *neiguan* und befindet sich auf der Innenseite des Unterarms (siehe Abbildung unten). Er beruhigt den Magen und kann einem helfen, Essanfälle zu überwinden. Dafür braucht man diesen Punkt nur mit einem Finger zu drücken.

Wasser zu trinken anstatt zu essen, ist immer hilfreich. Jeder muss für sich herausfinden, was für ihn funktioniert. Manch einer legt sich hin, andere gehen lieber ein paar Schritte an der frischen Luft. Wichtig ist es, das Vertrauen zu haben, dass der Heißhunger nur einen Moment lang anhält und wieder vergeht.

ÜBUNG:

Widerstände des Abnehmens auflösen

Es geht leichter, wenn man leichter ist.

Begib dich an einen ruhigen Ort, lege dich dort gemütlich hin, und schließe langsam deine Augen. Atme tief ein und wieder aus, und komme allmählich zur Ruhe. Bei jedem Ausatmen lässt du los, was du nicht mehr brauchst – auch wenn du nicht genau weißt, was das ist. Und bei jedem Einatmen fließt neues Leben, neue Kraft in dich.

Du hast Widerstände in dir, die verhindern, dass du dich rundum schön und wohlfühlst. Vielleicht gibt es in dir einen Glaubenssatz, der besagt, dass du Schönheit und Wohlgefühl nicht wert seiest. Oder vielleicht meinst du, dich mittels deines Körpergewichts vor etwas schützen zu müssen. Möglicherweise bist du über etwas unglücklich, und um den Schmerz nicht zu fühlen, isst du mehr, als dir guttut. Es existieren noch viele andere Möglichkeiten, weshalb deine Widerstände gegen das Abnehmen stärker sind als dein Wunsch, es tatsächlich zu schaffen.

Wenn du also nicht isst, weil du Hunger hast, sondern aus einem anderen Grund heraus, z. B. Frust, Langeweile oder Traurigkeit, **wo** in deinem Körper befindet sich dieser Grund, wenn du ihm dort einen Platz zuweisen müsstest? Vielleicht auf oder in den Schultern, im Bauch, im Magen oder im Herzen? Und wie fühlt es sich an? Vielleicht wie ein dumpfes Druckgefühl, ein Ziehen oder ein Stechen?

Erlaube dem unangenehmen Gefühl, weswegen du Hunger verspürst, sich voll zu entfalten.

Stelle dir jetzt vor, dass du winzig klein wirst. So kannst du problemlos den Körperteil, wo sich das Gefühl befindet, innerlich besuchen. Atme dann ein paar Mal tief ein und wieder aus, und lasse dich an der Stelle in deinen Körper hineinsinken, wo du deinen Widerstand spürst, ganz in deiner Zeit Dort hast du eine Taschenlampe oder Fackel zur Verfügung, damit du gut sehen kannst.

Nimm die neue Umgebung wahr. Wie sieht sie aus? Sieht sie wie eine rosige und zarte Höhle aus – oder entdeckst du etwa dunkle Felsbrocken und schleimige Bereiche? Fließt dort frische Energie hindurch, oder riecht es abgestanden? Nimm insbesondere wahr, ob du dich in diesem Teil deines Körpers wohlfühlst – oder dich vielleicht nervös und angespannt, traurig, verzweifelt oder leer fühlst. Bewerte dein Empfinden nicht, lasse einfach alles zu, so, wie es ist.

Genau in diesem Körperbereich, wo du dich gerade aufhältst, ist die Erinnerung gespeichert, die verhindert, dass du dich in dir selbst wohlfühlst. Diese Erinnerung kannst du nun »aktivieren«. Dazu richtest du deine Aufmerksamkeit auf diesen Körperbereich und fragst ihn, was genau dort feststeckt. Stelle die Frage laut: »Welche Erinnerung steckt da so sehr fest, dass ich einfach nicht abnehmen und mich nicht in meinem Körper wohlfühlen kann?«

Schaue hin – und du wirst Bilder, Einsichten, Gefühle bekommen. Sei offen für alles, was sich dir zeigt. Es kann etwas aus deiner jüngsten Vergangenheit sein oder aus deiner Kindheit – aber möglicherweise sogar etwas aus einem früheren Leben. Vielleicht ist es auch eine Erinnerung, die deiner Ahnenreihe entstammt, mit der du selbst eigentlich nichts zu tun hast, die sich aber in dir festgesetzt hat.

Es mag Schmerz, Trauer oder Wut dabei sein. Erlaube deinen Gefühlen, sich in vollem Umfang zu zeigen. Wenn du eher der visuelle Typ bist, wirst du Bilder erhalten, und wenn du eher der Gefühlstyp bist, werden es Emotionen sein. Nimm dir Zeit, wirklich genau hinzuschauen. Wenn du etwas nicht verstehst, frage konkret nach, auch wieder deutlich hörbar, so, als würdest du mit einem Freund sprechen: »Wieso? Bitte zeige es mir so, dass ich es verstehen kann.«

Lasse es nun zu, dass vom Himmel herab ein leuchtender Lichtstrahl diesen Körperbereich, in dem sich dein Widerstand befindet, durchflutet. Das Licht ist von einer Farbe, die dir angenehm ist. Erlaube es, dass der Strahl diesen Widerstand wegspült und dich reinigt. Atme dabei tief ein und wieder aus.

Um deine Blockade ganz aufzulösen, verabschiede dich jetzt von ihr, indem du sagst: »Ich stehe dir nicht mehr zur Verfügung. Das ist vorbei.« Sprich diesen Satz laut aus – so oft, bis du spürst, dass sich die Blockade in deinem Körper ganz auflöst: »Ich stehe dir nicht mehr zur Verfügung. Das ist vorbei.«

Du bist immer noch ganz klein und in deinem Körper. Beobachte nun, was sich dort verändert hat. Nimm wahr, dass du dich leichter fühlst.

Steige nun wieder aus deinem Inneren empor. Werde wieder groß, bis du schließlich in deiner ganzen Gestalt daliegst.

Du kannst diese Übung wiederholen, sooft du willst, um etwaige weitere Widerstände aufzulösen.

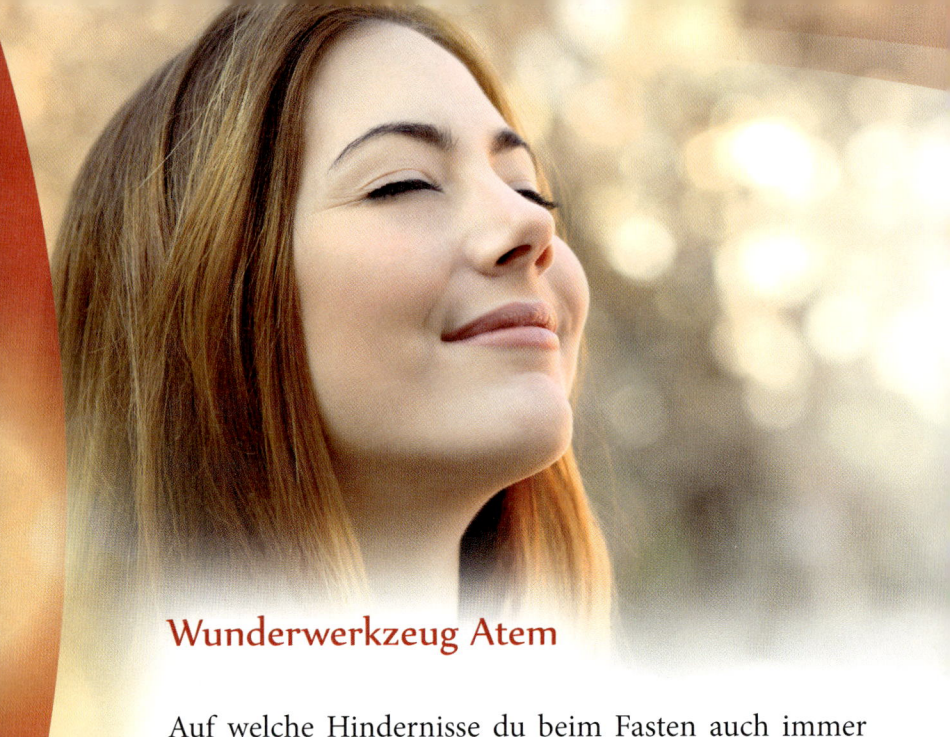

Wunderwerkzeug Atem

Auf welche Hindernisse du beim Fasten auch immer stößt, etwa eine Heißhungerattacke, ein Wegsacken deiner Energie oder einen Schwall überwältigender Emotionen wie Traurigkeit, Leere oder Hoffnungslosigkeit, mit dem Atem kannst du sie transformieren.

Obwohl wir Menschen Luft zum Atmen brauchen, nutzen wir unsere Atmung selten in vollem Umfang. In Stresssituationen halten wir oft den Atem sogar an, obwohl wir die Luft dann besonders nötig hätten. Wenn wir in solchen Situationen tief ein- und wieder ausatmen und auf diese Weise unsere Zellen genügend mit Sauerstoff versorgen, dann reinigen wir unsere Zellen von den darin gespeicherten negativen Erinnerungen und lassen Spannungen in Körper und Seele los. Das Gewebe wird mit Sauerstoff angereichert, wir führen unserem Organismus Energie zu. (vgl. Karin Sorgenfrei: *Atemtherapie. Eine Reise zu sich selbst.* Books on Demand 2004).

Nicht ohne Grund wird der Atem in ausnahmslos allen schamanischen Traditionen genutzt, um sich zu reinigen und Lebensenergie zu gewinnen. Atmen macht lebendig und präsent und richtet die Aufmerksamkeit voll und ganz auf das Erleben im Moment. Im hawaiianischen Huna etwa spielt der Atem eine zentrale Rolle und ist auch im Wort »Aloha« – das die hawaiianische Lebensphilosophie von Liebe, Weisheit und Freude ausdrückt – enthalten: -ha trägt die Bedeutung »Atem des Lebens«.

ÜBUNG:

Atme dich leicht

Ich bin erfüllt von Leichtigkeit.

Schließe deine Augen, atme tief ein und wieder aus, und entspanne dich. Atme alles aus; atme kräftig aus, was du nicht brauchst – auch wenn du nicht genau

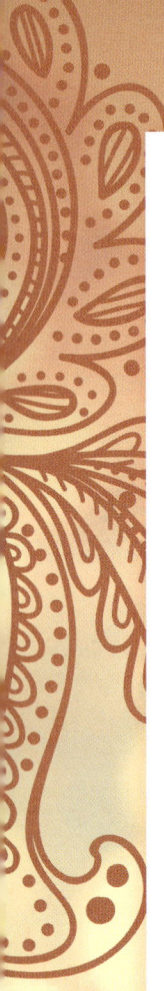

weißt, was es ist. Atme danach tief ein, und fülle dich mit der wunderbaren, kostbaren Luft.

Atme anschließend noch einmal intensiv aus und dann wieder tief ein. Lasse Altes los, mache Platz für Neues – atme neue Kraft und neues Leben ein. So kann das Leben gut weiterfließen, so soll es sein.

Nimm nun dein Herz wahr. Wie fühlt es sich an? Stelle dir vor, wie in deinem Herzen eine kleine Knospe erscheint – eine Knospe von einer Blume, die du magst, und in einer Farbe, die dir gefällt. Erlaube es jetzt, dass sich diese Knospe langsam öffnet – in deiner Zeit. Atme dabei tief aus, was du nicht mehr brauchst: negative Gefühle und Erinnerungen, dunkle Flecken. Mit jedem Einatmen öffnet sich die Knospe etwas mehr, und mit jedem Ausatmen lässt du Altes los, damit in deinem Herzen Platz für Neues wird.

Erlebe, wie sich die Knospe immer weiter öffnet und dein Herz von Schönheit, Liebe und Lebendigkeit erfüllt wird. Genieße es, wie sich dein Herz und deine Seele anfühlen, wenn sie ganz geöffnet sind.

Atme noch ein paar Mal tief ein und wieder aus, genieße dieses Geschenk der Atmung.

Komme anschließend zurück ins Hier und Jetzt, und öffne in deiner Zeit wieder die Augen.

Mit Wasser abnehmen

Wenn du hungrig bist – trinke Wasser! Wenn dich der Heißhunger überfällt – trinke Wasser! An deinen Fastentagen – trinke Wasser! Etwa zweieinhalb bis dreieinhalb Liter pro Tag. Unser Körper braucht Wasser, denn er besteht zu 70 Prozent daraus. Durch unser Gehirn strömen täglich 1 400 Liter Wasser, durch unsere Nieren sogar 2 000 Liter – ungefähr so viel wie sieben bzw. zehn gefüllte Badewannen. Wasser bringt unser Blut zum Fließen und hält unsere Zellen jung. Nur durch Wasser funktioniert die Zellkommunikation. Die gesunden Eigenschaften des Wassers sind wissenschaftlich erforscht und belegt (vgl. Dr. Michael Boschmann: *Wassertrinken verbessert die Vitalität der Haut.* Charité Berlin 2006; www.forum-trinkwasser.de).

Zudem gibt es ohne Wasser keine Fettverbrennung. Soll Fett abgebaut werden, funktioniert das nur, wenn genügend Wasser im Körper vorhanden ist. Wasser ist ein wichtiger Katalysator, ohne den keine chemischen Reaktionen im Körper stattfinden können. Nahrung kann nur unter der Mitwirkung von Wasser in ihre Bestandteile aufgespalten und verwertet werden.

Außerdem verhindert Wasser die Fettspeicherung. Unsere Körperflüssigkeit wird ständig umgewälzt – innerhalb von 24 Stunden ist das ein Gesamtvolumen von etwa 10 000 Litern –, und dieser Prozess verbraucht auf ganz natürliche Weise eine Menge Energie, die wiederum aus den Fettspeichern gewonnen wird (vgl. R. Muckelbauer, G. Sarganas: *Association between water consumption and body weight out-comes: a systematic review.* The American Journal of Clinical Nutrition 2013).

Wenn du also vor und während deinen Mahlzeiten ein bis zwei Gläser Wasser trinkst, dämpft dies dein Hungergefühl, und du isst weniger. Gleichzeitig wird deine Fettverbrennung angeregt. Oft ist es so, dass dein Körper in Wirklichkeit Wasser zugeführt bekommen will, wenn du etwas isst – doch du verwechselst Hunger mit Durst. Wenn du also an deinen Fastentagen Appetit auf Nahrung hast, trinke stattdessen Wasser. Danach ist der Hunger meistens weg.

Du kannst dich beim Fasten auch reinigen, indem du ein Bad nimmst. Etwas in dir möchte weggespült werden. Insbesondere Wasser kann dir dabei helfen, da dein Körper zum Großteil aus Wasser besteht. Wasser kann Erschöpfung, Traurigkeit, Schmerz und Leid hinwegspülen. Reinige dich, damit dein Leben und deine Kreativität wieder gut fließen können.

Im Schamanismus symbolisiert Wasser die Gefühle und den Fluss des Lebens. Wenn Wasser gestaut ist, verschlammt es – oder friert ein. Bei uns Menschen ist es ähnlich: Wenn wir in unseren Emotionen blockiert sind, haben wir das Gefühl, erstarrt zu sein oder dass sich in uns etwas angestaut hat. Ist in uns aber der Aspekt Wasser im Fluss, dann sind wir offen, empfangen neue Ideen und Eingebungen und vertrauen dem Strom des Lebens.

Anregung: Wenn du unter der Dusche stehst, dann visualisiere einen reinigenden Fluss, der deinen Körper, deinen Verstand und deine Seele erneuert. Wenn du ein Bad nimmst, dann gib für deine Regeneration Meersalzkristalle ins Badewasser. Oder wenn du ans Meer, zu einem Wasserfall, zu einer frischen Quelle oder einem Fluss fährst, dann schwimme darin, und stelle dir vor, wie der Strom des Wassers dich durchfließt und reinigt.

Möglicherweise ist es an der Zeit, dass du deinen Lebensstil änderst, z. B. weniger Zucker, weißes Mehl und industriell verarbeitete Lebensmittel und stattdessen mehr Biolebensmittel isst; oder mit dem Rauchen aufhörst und Alkohol meidest. Meditiere auch über das Fasten. Achte auf deine Worte und deine Gedanken, weil auch sie dir helfen können, dich zu reinigen – halte sie positiv.

Werde still, gehe an einen Ort der Ruhe in dir. Oder vermeide laute Geräusche und Lärm. Oder ziehe dich zurück, und verbringe Zeit mit dir allein – auch so kannst du dich reinigen, erneuern und zentrieren. Triff jetzt keine Entscheidungen – erlaube einfach dir und deinem Verstand zu ruhen. Es ist an der Zeit, dass du dich reinigst und Erholung findest.

Zähe Kilos weg – mit Entgiftung und Einlauf

Beim Abnehmen komme ich immer wieder an Etappenpunkte, an denen ich festhänge. Dann stecken die Kilos förmlich fest, was meistens damit verbunden ist, dass mein Bauch und mein Darm verkrampft und verstopft sind.

Milliarden kleiner, mehrfach gefalteter Zotten sorgen in den Eingeweiden für eine riesige Oberfläche; ausgebreitet hat der Darm eine Fläche von ca. 400 Quadratmetern. Da ist viel Platz für alte Ablagerungen.

Mit dem bewussten Verzicht auf Nahrung gibt man dem Darm die Chance, sich zu entschlacken, zu entgiften und zu reinigen; es ist gesund und gesund machend, ihn immer wieder leer zu haben (vgl. Giulia Enders:

Darm mit Charme. Ullstein 2014). An diesen »Entlastungstagen«, wie die Fastentage medizinisch genannt werden, entgiftet der Darm stark, weil sich der Körper erholen und regenerieren kann. Bei Übergewicht ist der Darm aber auch mit einer Schicht von Ablagerungen und Giften bedeckt. Diese können, weil es so viele sind, in das Blut zurückkehren, wenn man sich nicht gründlich davon reinigt. Es ist vergleichbar mit Händewaschen: Wenn du nicht regelmäßig deine Hände wäschst, können durch deine Finger, wenn du etwa deine Augen reibst, Bakterien wieder in dich hineingelangen.

Viel Wasser trinken hilft natürlich dabei, einen guten und regelmäßigen Stuhlgang zu haben: Es spült den Darm durch und verhindert neue Ablagerungen. Aber alte, zähe Rückstände bekommt man am effektivsten mit einem gelegentlichen sanften Einlauf weg – insbesondere dann, wenn ein Thema besonders »feststeckt«. Oft sitzen gerade in den Ablagerungen der Darmzotten alte, negative Gefühle wie Wut und Ärger, Vorwurf und Trauer, Kränkungen und andere emotionale Verletzungen, Frustration und Angst. Viele dieser alten Erinnerungen liegen einem sprichwörtlich im Magen.

Die Darmreinigung mittels eines Einlaufs mit Wasser findet sich nicht nur in der westlichen Medizin, sondern auch in vielen alten schamanischen Heiltraditionen, z. B. dem hawaiianischen Huna *(Hawaiian Sea Water Cleanse)*. Sie reinigt, entschlackt, entgiftet und leert den Darm von aufgebauten Schadstoffen, Gasen, Schleim und unverdautem Essen. Wenn der Dickdarm durch den Einlauf gereinigt wird, kann das Blut die Nährstoffe wieder optimal aufnehmen, das Immunsystem wird gestärkt, und der Stoffwechsel und die Organe funktionieren effektiver (vgl. *Colon Therapy*. American Cancer Society, 11. Januar 2008).

Für die Reinigung des Darms mit einem Einlauf benötigst du einen sogenannten Irrigator. Diesen erhältst du in der Apotheke, und dort wird dir auch erklärt, wie er anzuwenden ist. Die Anwendung ist unkompliziert, das durfte ich selbst erfahren (vgl. auch Brigitte Sanders: *Hausputz für den Körper*. Schirner 2011).

Ich persönlich verwende den Einlauf nur, wenn ich zwei Tage hintereinander faste, und zwar am zweiten Tag. Dann ist in meinem Darm bereits mehr Platz für das Wasser, das durch den Irrigator in ihn hineinfließt. Ich fülle und entleere den Darm dann auf diese Weise im Laufe des Tages zwei oder drei Mal. Sonst verwende ich den Irrigator nur gelegentlich, etwa alle vier bis sechs Wochen, wenn ich wirklich bei einem Thema »feststecke« – denn die Arbeit mit dem Einlauf geht wortwörtlich in die Tiefe. Bei mir hat es dann jedes Mal geklappt, die zähen Kilos aufzulösen, und mein Körper fühlte sich im Anschluss sehr befreit und erstaunlich gut an.

Wie auch beim Fasten (siehe »Der Rhythmus macht's!« auf Seite 34) wirst du selbst herausfinden, wie häufig du einen Einlauf benötigst, welcher Rhythmus zu dir passt. Wenn du dir diesbezüglich unsicher bist, frage dazu deinen Arzt oder Apotheker.

Medizinischer Tipp

Wie kann man sich beim Fasten optimal entgiften?
Für die optimale Entgiftung ist es aus medizinischer Sicht gut, einen Einlauf zu machen. Der Einlauf löst Schlacken, reinigt wirklich und unterstützt die Entgiftungsprozesse beim Fasten. Er säubert den Darm im letzten Abschnitt, im Enddarm.

Warum ist die Entgiftung auch für das Abnehmen wichtig?
Wenn man eine gute und regelmäßige Verdauung hat, dann geht man halt aufs Klo, wenn man einmal mehr

als sonst gegessen hat. Man hält die überschüssige Nahrung dann nicht im Darm und in den Fettzellen fest, sondern scheidet sie recht leicht wieder aus.

Welche anderen Möglichkeiten gibt es, sich zu entgiften?
Hilfreich sind **Entgiftungstees,** z. B. Schafgarbentee, die man in der Apotheke erhält. Auch **Leberwickel** haben sich bewährt.

Für den Leberwickel nimmt man ein warmes, feuchtes Tuch. Dieses legt man sich auf die rechte Körperseite unterhalb des Rippenbogens, also dorthin, wo sich im Körper die Leber befindet. Auf das Tuch legt man eine Wärmflasche und darüber noch ein weiteres Tuch. Derart »eingepackt« legt man sich dann auf die Seite und ruht so 20 bis 30 Minuten, am besten nachmittags oder abends beim Schlafengehen.

Dann ist noch der Akupunkturpunkt *hegu* zu erwähnen, der sich auf dem Handrücken befindet (siehe Abbildung links). Er unterstützt den Darm bei der Ausscheidung und verhindert Bauchschmerzen und Verstopfung. Diesen Punkt kann man beim Fasten ab und an mit dem Daumen drücken.

Es braucht auch Willen

Wenn du an deinem Fastentag die Verlockung verspürst, etwas zu essen, spanne deine Muskeln an und sage: »Nein.« Du bist stark, unterschätze dich nicht. Sieh dich selbst in bestmöglichem Licht und als kraftvollen und erfolgreichen Menschen. Das wird deine Kraft entfachen, die Hitze und Flamme der Entschlossenheit, die aus deinem Inneren kommen.

Balle die Fäuste, spanne deine Muskeln an, und sage deutlich, leise oder laut: »Nein!« Wiederhole das ein paar Mal, und konzentriere dich darauf, wie es sich anfühlt, wenn dein Geist und deine Muskeln zusammenarbeiten.

Wenn du auf einem Fest oder eingeladen bist, dann sei ehrlich, wenn du keine Lust darauf hast, etwas zu essen. Traue dich, Nein zu sagen. Diejenigen, die wirklich deine Freunde sind, werden es verstehen. Kenne deine Grenzen, und sage Nein zu den Anforderungen anderer an dich. Es ist wunderbar, andere zu unterstützen. Aber es gibt einen Unterschied dazwischen, für andere da zu sein und sich selbst aufzugeben, damit andere dich mögen oder du dich magst.

Was ist dir wichtig, woran glaubst du? Gehe mutig deinen eigenen Weg, auch wenn er unorthodox ist und nicht dem Mainstream entspricht. Wisse, dass du mit deinen Handlungen erreichen kannst, was du willst – auch dein Wunschgewicht. Halte dein Leben auf deine Ziele ausgerichtet, kenne deine Prioritäten. Bleibe dabei positiv, und lasse Zweifel los.

Triff deine eigenen Entscheidungen. Vermeide Skeptiker und Neinsager, die dir einreden wollen, dass du es nicht schaffst abzunehmen. Du kannst andere nach ihrer Meinung fragen, aber im Endeffekt musst du selbst wählen. Diese Selbstständigkeit wirkt transformierend – wie das Feuer. So verwandeln sich deine Angst und Unsicherheit in kraftvolle Energie und Liebe. Dann wirst und bist du, wer du wirklich bist – ohne Urteile über dich selbst oder andere und ohne Sorge vor den Urteilen anderer. Sei kühn, bestimmt und energisch – wie die Feuerenergie.

ÜBUNG:

Ich will!

Ich will leben. Ich will meine Träume verwirklichen und schlank sein. Ich will glücklich sein!

Begib dich an einen ruhigen Ort, setze dich dort hin, und schließe deine Augen. Atme entspannt, komme zur Ruhe.

Stelle dir das Magma, die feurige Energie in der Erdmitte vor. Ziehe nun mit jedem Einatmen diese glühende Kraft in dich nach oben, in dein Becken hinein. Hole mit jedem Einatmen weiteres Magma aus dem Zentrum unseres Planeten, lasse jedes Mal mehr von dieser Feuerenergie in deinen Körper aufsteigen.

Lasse sie dann weiter aufwärtsfließen, über den Herzbereich hinaus bis in deinen Kopf hinein. Schließlich wird dein gesamter Körper angefüllt sein mit flüssigem Feuer – und Energie über deine Haare und deine Fingerspitzen nach außen abstrahlen.

Wenn du dich auf diese Weise wieder voll aufgeladen fühlst, komme langsam zurück, und öffne in deiner Zeit wieder deine Augen.

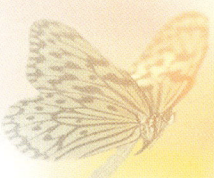

Entschleunigung

Oft schieben wir im Stress des Alltags unkonzentriert Essen in uns hinein. In unserer modernen, immer schnelllebigeren Gesellschaft scheinen wir aufgefordert zu sein, uns zu »beschleunigen« und stets mehr und noch mehr zu leisten. Viele Menschen glauben, dass sie nicht genug Zeit hätten, um alles zu erledigen oder gar welche für sich selbst übrig behalten zu können.

Wenn du bemerkst, dass du nebenher Essen in dich hineinfutterst, sprich laut oder leise die Worte: »Sei hier!«, und halte inne. Wenn du bemerkst, dass du hundert Sachen gleichzeitig machst, sage: »Sei hier!«, und halte inne. So bringst du dich zurück zu dir und zu dem, was du gerade empfindest.

Schenke dir eine Minute, um zurückzukommen, mehr Zeit brauchst du dafür gar nicht. Atme kräftig durch, schließe deine Augen. Gehe ganz in den Moment hinein. Konzentriere dich darauf, was du gerade jetzt tust. Werde zum Beobachter deiner selbst, ermittle deine Gefühle, und sage Ja zu allen Emotionen, die in dir aufsteigen. Sei im Hier und Jetzt.

Und stelle dann fest, ob du wirklich hungrig bist. Und wenn es so ist, nimm jeden Bissen genau wahr. Entscheide dich für dich.

Fasten ist eine Einladung: Komme zur Ruhe, und entspanne dich in diesen Moment hinein … Meditiere, tagträume, mache gar nichts – sei einfach. Widerstehe dem Drang, aufzustehen und etwas zu tun, und fühle dich auch nicht schuldig dafür, dass du nichts tust.

Gib dir die Erlaubnis, deine Sorgen und Leiden so lange aus deinem Bewusstsein entschwinden zu lassen, dass du diesen Moment in Frieden erleben kannst. Halte inne, und genieße es einfach, zu sein.

ÜBUNG:

Einfach sein

Ich gehe mit mir behutsam und sanft um.

Gehe in die Natur oder in einen friedlichen Garten oder Park. Suche dir dort einen schönen Platz, und komme dort in Ruhe an. Atme entspannt, und beobachte deinen Atem. Beobachte, wie er bei jedem Ausatmen aus deiner Nase strömt und wie er bei jedem Einatmen wieder durch Mund oder Nase in dich hineinfließt.

Beobachte für einige Minuten deinen Atem auf diese Weise. Du wirst bemerken, dass dir innerhalb kürzester Zeit Gedanken durch den Kopf gehen. Richte dann deine Aufmerksamkeit wieder auf deinen Atem, setze deine Gedanken auf eine Wolke, und lasse sie auf dieser davonziehen. Atme etwas intensiver, wenn es dir dabei hilft, mit deiner Aufmerksamkeit bei deinem Atem zu bleiben.

Beobachte nach einer Weile auch nicht mehr deinen Atem: Lasse deine Gedanken einfach weiterziehen, und entspanne dich. Sei einfach da, und genieße die schöne, natürliche Umgebung so lange, wie du es möchtest!

Energie aufrechterhalten

Medizinischer Tipp

Wieso kann die Energie beim Fasten absinken?
Wenn sich der Körper noch nicht auf die Stoffwechselvorgänge, die die Energie aus den eigenen Reserven beziehen, umgestellt hat, kann der Kreislauf absinken. Wenn Menschen eine empfindliche Konstitution haben, spüren sie besonders den absinkenden Blutdruck.

Wie kann man beim Fasten das Energieniveau aufrechterhalten?
Moderate **Bewegung** ist beim Fasten wichtig für den Kreislauf; damit kann man dem Absinken des Blutdrucks sogar vorbeugen. Aber »sanft« bewegen, also z. B. an der frischen Luft spazieren gehen, leicht joggen, walken, kein Hochleistungssport.

Als hilfreich erweist sich auch der Akupunkturpunkt *zusanli,* der sich ein Stück unterhalb des Knies befindet (siehe die Abbildung rechts).

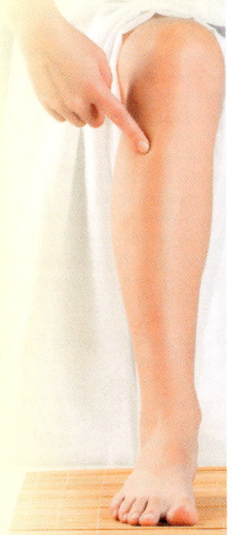

Zusanli ist ein sehr wichtiger Tonisierungspunkt, der die Lebenskraft hebt und uns bei Schwächegefühl oder Kreislaufschwäche während des Fastens sehr gut unterstützen kann. Diesen Punkt kann man einfach mit einem Finger drücken.

Ebenfalls hilft es, sich **hinzulegen** und sich ein bisschen auszuruhen, denn dann muss sich der Körper nicht so anstrengen. Man kann nachmittags eine Pause machen oder auch einmal früh schlafen gehen. Das ist beim Fasten ohnehin vernünftig, weil man auf diese Weise genug Energie erhält.

An den Fastentagen geht es ja darum, dass man auch dadurch Kraft gewinnt, dass man nichts isst und so der Körper keine Energie aufwenden muss, um das Essen zu verdauen.

Wie kann innere Einkehr helfen, beim Fasten Energie zu gewinnen?

Für mich ist gerade das ein wichtiger Aspekt des Fastens, dass ich etwas in meinem Leben anders mache als sonst. Dieser Prozess findet auch auf der geistigen Ebene statt: »So, das mache ich heute anders, heute esse ich nicht.« Und mithilfe dieses Impulses, den man im Außen setzt, dass man wirklich im Außen etwas verändert, kann man auch leichter seine inneren Prozesse verändern oder zu einer Neuordnung im Inneren kommen oder zu einer neuen Sichtweise. Dann erhält man genug Energie.

Vor allem hilft beim Fasten die **spirituelle Komponente:** die Dinge einfach kommen zu lassen. Beim Fasten geht es um Leere, das Spirituelle, Meditation. Ich bin ja auch Ärztin der chinesischen Medizin: Wenn man sich das Schriftzeichen für das Wort Qi anschaut, das Lebenskraft bedeutet, so besteht es aus zwei Teilen. Der eine bedeutet »Geist, Atem, Luft, Äther«, also etwas Energetisches, und der andere »Reis«, der in China die Basisnahrung ist, also etwas ganz Materielles, Erdiges. Dies sind die zwei Hauptquellen für das Qi, für die Lebenskraft.

Wenn man zu viel isst und das Spirituelle vernachlässigt, wird man übergewichtig. Deshalb haben schlanke Menschen oft mehr Qi und Lebenskraft, obwohl sie vielleicht nicht so aussehen. Und wenn man den Reis nicht zu sich nimmt, kann man viel leichter zur energetisch-spirituellen Komponente des Lebens gelangen. Deshalb wird im Buddhismus gefastet.

Es ist deshalb auch hilfreich, wenn man dazu die Möglichkeit hat, sich beim Fasten hin und wieder ein bisschen aus dem Alltag herauszunehmen, um dann die spirituelle Qualität besser erfassen zu können.

Fasten in den Weltreligionen

Das Geheimnis, dass Fasten die Verbindung zum Göttlichen unterstützt, haben auch alle großen Religionen entdeckt. Sowohl die Tradition des Fastens als auch die des Festschmausens ist ein fester Bestandteil ausnahmslos aller Weltreligionen. Viele Ethnologen glauben, dass Christentum, Judentum, Islam, Hinduismus und Buddhismus sogar manche der viel älteren schamanischen Bräuche übernommen haben (vgl. John Weldon/John Ankerberg: *Knowing the Facts about Shamanism*. ATRI Publishing 2012).

Wie in den schamanischen Kulturen verzichtet der Gläubige auf Genussmittel, um sich auf seinen Glauben zu konzentrieren, im Gebet Gott und sich selbst näherzukommen sowie Demut, Dankbarkeit und Liebe für das Leben und die Schöpfung zu entwickeln. Im Anschluss wird das Fasten mit einem Festschmaus gebrochen, fast immer in der Gemeinschaft.

Alle großen Religionsstifter haben eine Phase des Verzichts durchlebt. Mohammed fastete, bevor ihm der Koran offenbart wurde. Moses stieg auf den Berg Sinai und fastete 40 Tage, bevor er Gottes Wort empfing. Und Jesus zog sich vor seinem öffentlichen Wirken 40 Tage zum Fasten in die Wüste zurück. Auch Zarathustra und Buddha haben gefastet.

Noch heute fasten Mönche und Nonnen, Päpste und Muftis, Rabbinen und Ajatollahs, Millionen von Juden, Christen und Muslimen, Hindus und Buddhisten nach altem Brauch. Auch der Papst, der Dalai Lama, die Patriarchen der verschiedenen orthodoxen Kirchen und die obersten Würdenträger der islamischen Glaubensgemeinschaft fasten regelmäßig.

Bei den Christen dauert die Fasten- oder Passionszeit von Aschermittwoch bis Ostern. In dieser Zeit soll sich der Mensch durch Enthaltsamkeit neu besinnen, Buße tun und die Nähe zu Gott suchen.

Jom Kippur ist der große Versöhnungs- und Fastentag im Judentum. An diesem Tag darf weder gegessen, getrunken noch geraucht werden. Man wäscht sich nicht, ist sexuell enthaltsam und geht nicht zur Arbeit. Alle zuvor begangenen Sünden sollen an diesem Tag gesühnt werden. Darüber hinaus gibt es fünf weitere Fastentage im jüdischen Kalender.

Im Islam ist das Fasten ein göttliches Gebot, eine der fünf Säulen dieser Religion. Gefastet wird in der Zeit des Ramadan, des neunten Monats des islamischen Mondjahres, zwischen Sonnenauf- und Sonnenuntergang. Es wird weder gegessen, getrunken, geraucht noch Sexualität ausgeübt.

Buddha lehrte den Weg der Mitte, Selbstkasteiung lehnte er ab. Weder Völlerei noch Hunger sind seiner

Lehre nach empfehlenswert. Wenig zu essen, erleichtere aber die Meditation auf dem Weg zum inneren Frieden und der Erleuchtung, und es wird auch als Unterstützung für gute Gesundheit betrachtet. Deshalb verzichten buddhistische Mönche und Nonnen täglich nach zwölf Uhr mittags auf jegliche Nahrung. Alle Buddhisten sollen einmal pro Woche auch auf diese Weise fasten. Darüber hinaus werden in manchen buddhistischen Traditionen, vor allem der tibetischen, bestimmte Fastenzeiten eingehalten.

Fasten ist ein wesentlicher Bestandteil im Hinduismus und wird in unterschiedlichen Arten ausgeführt, die davon abhängen, welcher Gottheit man folgt. Dabei wird der positive Aspekt des Fastens in den *Upanishaden* (das ist eine Sammlung philosophischer Schriften), z. B. in der *Taittiriya Upanishad,* besonders hervorgehoben: »Verzichte – und genieße das Leben!«

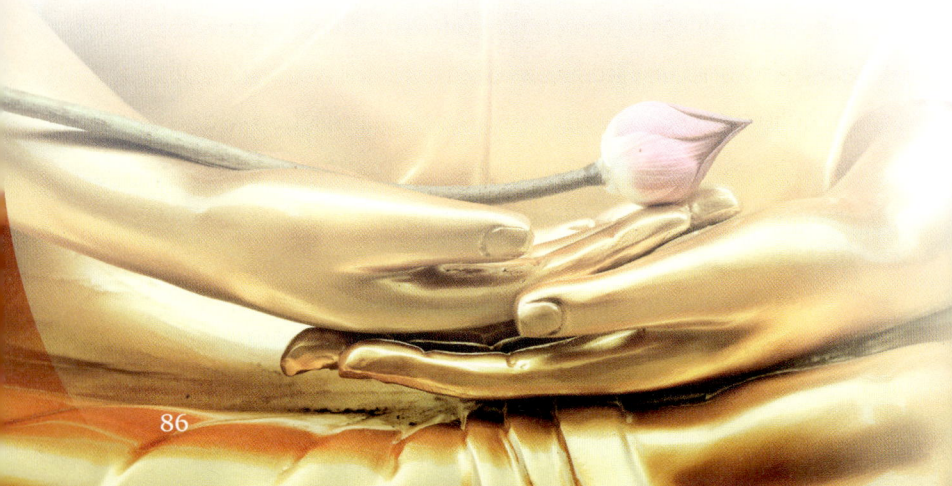

ÜBUNG: Vom Mangel in die Fülle

Ich erfreue mich daran, dass ich Fülle anziehen und meine Ziele umsetzen kann.

Setze dich hin, und schließe deine Augen, werde ruhig. Halte deine Hände vor dich, und öffne sie nach oben. Stelle dir vor, dass du in der einen Hand die Fülle deines Lebens hältst und in der anderen Hand den Mangel.

Nimm wahr, wie unterschiedlich sich beide Hände anfühlen. Spüre, was in deinem Körper geschieht, wenn du deine Aufmerksamkeit einmal auf die »volle«, ein andermal auf die »leere« Hand richtest.

Richte deine Aufmerksamkeit nun auf die Hand der Fülle. Stelle dir vor, dass sich von dort aus ein Lichtbogen zu deiner anderen Hand hin ausbreitet. Und dann erlaube, dass sich über den Lichtbogen das Gefühl der Fülle auf deine andere Hand überträgt und dort ausbreitet.

Stelle dir vor, wie es sich anfühlt, wenn du auch im Lebensbereich des Mangels Fülle erlebst. Verweile in diesem Gefühl, in aller Ruhe. Bedanke dich anschließend beim Leben, komme in deiner Zeit ins Hier und Jetzt zurück, und öffne langsam wieder deine Augen.

Fasten macht gesund und glücklich

Wohl jeder hat es schon einmal erlebt, nach einem üppigen Essen erschöpft und mehr oder weniger bewegungsunfähig zu sein. Man möchte dann am liebsten nur herumlungern und kann weder sich geistig konzentrieren noch körperlich etwas vollbringen. Das liegt daran, dass der Körper seine ganze Kraft auf die Verdauung verwendet und in diesem Bereich Hochleistungsarbeit vollbringt. Es bleibt keine Energie für weitere Handlungen übrig. Das klingt nicht gerade gesund und ist es auch nicht. Deshalb ist es nicht verwunderlich, dass wir mehr Energie zur Verfügung haben, wenn wir weniger essen oder gar fasten, und dass dies gesund macht und erhält.

Es gibt natürlich jede Menge Studien zu diesem Thema, die dies belegen. Schamanisches Fasten, wie ich es in diesem Buch beschreibe – also ein Fasten, bei dem in einem bestimmten Rhythmus zwischen Zeiten der normalen Nahrungsaufnahme und Zeiten des Nahrungsverzichts gewechselt wird –, heißt in der Wissenschaft **»Intermittierendes Fasten«**. Die Forschung zeigt auf, dass es zu einer höheren Lebenserwartung und zu einer geringeren Häufigkeit von altersbedingten Erkrankungen führt (vgl. Dr. John Berardi: *Experiments with Intermittent Fasting – Experimente mit intermittierendem Fasten*. Precision Nutrition 2011).

Verschiedene Studien kommen übrigens zu dem Schluss, dass allein ein alternierender, also ein abwechselnder Rhythmus in der Nahrungsaufnahme kardiovaskuläre, also Herz und Gefäßsystem betreffende Risikofaktoren minimieren, vor degenerativen Erkrankungen des Nervensystems schützen, Krebs verhindern und in vielerlei Hinsicht die Gesundheit verbessern kann.

Und genau solch einen alternierenden Rhythmus in der Nahrungsaufnahme beschreibe ich in diesem Buch.

Beim Fasten wird übrigens auch die Neuverschaltung der Nervenzellen angeregt. Das heißt, eingefahrene Gewohnheiten können in dieser Zeit leichter als sonst verändert werde. Verhaltensforscher wissen, dass der Grund, weshalb die meisten Diäten scheitern und weshalb nur fünf Prozent der Menschen, die eine Diät machen, dauerhaft abnehmen, nicht Unfähigkeit oder ein

Mangel an Disziplin ist. Die Ursache liegt in der geistigen Unbeweglichkeit des Menschen, die darauf beruht, dass er von seinem biologischen Bauplan her nicht auf Veränderungen programmiert ist. Dies hat ihn in seiner Evolutionsgeschichte überleben lassen.

Ich kann es nur wiederholen: Fasten darf nicht mit einer Diät verwechselt werden. Nur wenn du fastest, fällt es dir aufgrund der Physiologie des Körpers leichter, **neue Verhaltensweisen** zu entwickeln – und so gelingt es dir wirklich, abzunehmen! Auch die geistige Leistungsfähigkeit nimmt dabei zu, und das ist mit ein Grund dafür, weshalb man gerade beim Fasten oft sehr produktiv und kreativ sein kann.

Medizinischer Tipp

Es heißt, Fasten macht gesund. Stimmt das?
Ja, man kann mit Fasten auch Krankheiten heilen. Allerdings sollte man sich, wenn man damit Krankheiten heilen möchte, von einem Arzt begleiten lassen. Meine Mutter z. B. ist 74 Jahre alt und fastet regelmäßig zweimal im Jahr. Damit hat sie ihre Gelenksbeschwerden aufgrund von Arthrose ohne Schmerzmittel unter Kontrolle. Bei Patienten mit Rheuma oder chronischen Schmerzen kann eine Fastenzeit Schmerzen lindern und die Stimmung verbessern.

Kranke und geschwächte Menschen sollten anders fasten, nämlich, indem sie weniger, aber dennoch reduziert und gleichmäßig essen. Ein Beispiel ist das »Mayr-Heilfasten«, in dessen Rahmen man immer zu einer bestimmten Tageszeit Weißbrot, Milch und Reis isst. Das beruhigt den Darm. Beim Fasten geht es ja auch darum, dass der Darm »stillgelegt« wird, damit dem Körper keine Energie für die Verdauung abgezogen wird.

Wieso macht Fasten gesund?
Leberfettwerte wie HDL und LDL sinken. Das Cholesterin nimmt ab, der Blutdruck sinkt, der Blutzuckerspiegel

ebenso. Darüber hinaus ist Fasten natürlich auch aufgrund der Reduzierung des Körpergewichts gesund.

Weiterhin regeneriert sich die Darmflora, wodurch sich das Immunsystem verbessert, denn im Darm befindet sich das Immunsystem. In der Darmschleimhaut sitzen rund 70 Prozent der gesamten Abwehrzellen unseres Immunsystems.

Es gibt auch viele Untersuchungen und Studien, die aufzeigen, dass die ungesunden Überwucherungen von Bakterien im Darm sich sehr schnell zurückbilden, wenn der Darm durch Heilfasten geschont wird (mehr dazu unter »Zähe Kilos weg – mit Entgiftung und Einlauf« auf Seite 70).

Lebensfreude

Als ich zu fasten begann, war ich überrascht, dass ich mich dabei eigentlich von Anfang an wohlgefühlt habe. Bei den Diäten mit reduzierter Kost quälte ich mich ja immer furchtbar und litt, war schlecht gelaunt und leicht gereizt. Aber dann – obwohl ich an den Fastentagen gar nichts aß – war es völlig anders. Ich war die meiste Zeit fröhlich und erlebte sogar richtige Glücksgefühle. Wie war das möglich?

Auch hierfür gibt es eine wissenschaftliche Erklärung, die mit dem Glückshormon **Serotonin** zusammenhängt. Die zentrale Aufgabe des Serotonins ist es, in unserem Leben für gute Stimmung zu sorgen. Wenn wir nichts essen, so belegen viele Studien, sinkt die Produktion des Stresshormons Kortisol, dafür wird aber vermehrt das Gute-Laune-Hormon Serotonin ausgeschüttet, zusammen mit Botenstoffen wie Endorphinen und Dopamin. Auf diese Weise hellt sich unsere Stimmung auf, wir werden sogar glücklich und erhalten Energie (vgl. S. F. Leibowitz/G. Shor-Posner: *Brain Serotonin and eating behaviour.* Appetite 7, 1986).

Warum das so ist, weiß man aber nicht genau. Vermutet wird, dass es damit zusammenhängt, dass der Körper keine Nahrung bekommt, dafür aber viel Flüssigkeit, und dass so Giftstoffe ausgeschwemmt werden. Der Organismus kann sich regenerieren, und wir fühlen uns wieder wohl in unserer Haut.

Medizinischer Tipp

Macht Fasten wirklich glücklich?
Ja, Fasten macht tatsächlich glücklich. Im Gehirn wird das Glücks- und Gute-Laune-Hormon Serotonin ausgeschüttet und zudem auch weniger schnell abgebaut. Es wirkt wie ein körpereigenes Opioid und kann einen leichten Rauschzustand oder sogar euphorische Zustände auslösen.

Obwohl Fasten für den Körper physiologisch gesehen dieselben Auswirkungen hat wie Hungern, entfällt beim Fasten der psychische Stress, da der Nahrungsverzicht freiwillig und geplant erfolgt. Wenn man aus Not heraus hungern muss, wird kein Serotonin ausgeschüttet.

Nahrung für die Seele

Dein Körper und deine Seele gehören zusammen. Wenn du dich mit Essen vollstopfst, hat das häufig damit zu tun, dass deine Seele nach etwas hungert. Oft ist nicht dein Bauch hungrig, sondern deine Seele. In Wirklichkeit also braucht deine Seele Nahrung und nicht dein Körper.

Teile der Seelenenergie können uns im Laufe unseres Lebens – aufgrund schmerzhafter oder traumatischer Erfahrungen – verlassen. In der modernen Psychologie heißt dieses Phänomen »Dissoziation«, im Schamanismus »Seelenverlust«. Seelenanteile spalten sich ab, wenn es in einer bestimmten Situation keine Möglichkeit mehr gibt, die schmerzhafte Erfahrung zu verändern oder zu heilen. Den Körper zu verlassen und Teile der Seele an einem sicheren Ort zu verwahren, wo ihnen niemand mehr Schmerzen zufügen kann, ist dann die einzige Strategie, die uns Menschen bleibt, um uns selbst zu schützen.

Die Energie dieser Seelenteile verschwindet nicht, weil Energie nicht verschwinden kann. Aber sie geht an einen anderen Ort bzw. sie spaltet sich im eigenen Energiefeld ab. Und somit stehen einem diese Anteile der Lebensenergie vorerst nicht mehr zur Verfügung, anders als bei einem gesunden und ausgeglichenen Menschen.

Viele Menschen versuchen, das Fehlen dieser Lebensenergie mit Essen, Alkohol, Fernsehen, Arbeit oder Drogen zu kompensieren. Das Gefühl, das sie dabei begleitet, nämlich irgendwie nicht »hier« bzw. nicht »vollständig« zu sein, entsteht eben dadurch, dass Teile der Seelenenergie die Seele verlassen haben. Dieses

Gefühl soll durch das »Ausstopfen« mit etwas anderem ausgeglichen werden.

All das sind natürlich vergebliche Versuche, das Loch in der Seele wieder zu füllen. Fast jede Sucht geht auf fehlende Seelenanteile zurück – und die Sucht ist zugleich auch Suche nach dem, was fehlt.

Gerade in der Kindheit verlassen uns oft Seelenanteile, weil wir von unseren Eltern abhängig sind. Bestimmte Verhaltensmuster oder Handlungen der Erwachsenen können für ein kleines Kind sehr schmerzhaft sein. Die kindliche Seele weiß sich oft nicht anders zu helfen, als zu flüchten. Fast allen von uns fehlen aus der Kindheit wichtige Seelenanteile.

Auch infolge anderer verletzender Erfahrungen, vom »alltäglichen Wahnsinn« wie Mobbing und Lärm bis hin zu schwerwiegenden Traumata wie Gewalt, Missbrauch, Unfällen und schweren Operationen, können uns Teile unserer Seelenenergie verlassen.

Wie bringen wir Seelenanteile zurück? Wie können wir unsere Seele wieder zu voller Leuchtkraft führen? Es geht mithilfe der schamanischen Seelenrückholung, einer Methode, die eine Zehntausende Jahre alte Tradition vorzuweisen hat. Durch Seelenrückholung kann das »Loch« in der Seele heil werden und unsere Lebenskraft zurückkehren – und somit auch unsere Lebensfreude.

Näheres über die Themen Seelenverlust und Seelenheilung sowie zahlreiche Übungen findest du in meinem Buch *Seelen-Medizin* (Schirner Verlag, 2014). Es gibt auch eine gleichnamige CD und ein gleichnamiges Kartenset (ebenfalls im Schirner Verlag erschienen), die dich bei diesen Themen unterstützen.

Wenn deine Seele genährt ist, musst du das Loch in deiner Seele nicht mehr mit Essen vollstopfen. Und dann gelingt es dir auch, abzunehmen. Und sobald du dein Wunschgewicht erreicht hast, kannst du es auch leicht halten und »musst« nicht wieder zunehmen.

Dann bist du innerlich voll und satt, deine Seele ist genährt – und somit auch dein Körper. Du strahlst aus deinem Inneren heraus Lebendigkeit und Vitalität aus.

ÜBUNG: Die Seele nähren

Ich nähre meinen spirituellen Hunger.

Begib dich an einen ruhigen Ort, und lege dich dort hin. Schließe deine Augen, und atme mehrmals tief ein und wieder aus.

Visualisiere vor deinem inneren Auge deine Seele als eine leuchtende Lichtkugel. Nimm dir Zeit, sie ganz genau zu betrachten. Welche Farbe hat sie? Sind es vielleicht sogar mehrere Farben? Strahlt sie, pulsiert sie? Ist sie vollständig, oder fehlen ihr Teile?

Betrachte jetzt die Teile, die fehlen, die Löcher deiner Seele. Diese Teile haben sich irgendwann von dir abgespalten, als du etwas für dich zu Schmerzhaftes erlebt hast. Vielleicht bekommst du jetzt innere Bilder oder Einsichten, wie diese Löcher in deiner Seele entstanden. Falls nicht, macht das auch nichts. Wir alle haben Löcher in unserer Seele, und wir alle können unsere Seele wieder ganz werden lassen.

Stelle dir nun vor, dass ein breiter, reinigender Lichtstrahl dich – deinen Körper und deine Seele – von unten nach oben durchflutet. Der Lichtstrahl dringt kraftvoll aus dem Erdinneren empor, fließt durch dich hindurch und hinauf und leuchtet in die Unendlichkeit des Universums.

Er reinigt dich von allem, was sich in den Löchern in deiner Seele abgesetzt hat – womit du versucht hast, deine fehlenden Seelenteile und die fehlende Seelenenergie zu kompensieren. Der Lichtstrahl reinigt dich auch von ganz fremden Energien, falls sich solche in den Löchern deiner Seele eingenistet haben sollten, weil dort eben Platz war.

Der Lichtstrahl hat genau die Farbgebung, die dir wohltut: kristallenes Weiß, glühendes Rot, die Regenbogenfarben – was auch immer sich dir zeigen möchte. Erlaube es diesem Lichtstrahl, dich so lange zu durchfluten und zu reinigen, wie es für dich richtig ist.

Visualisiere als Nächstes, dass ein heller, rosafarbener Lichtstrahl von den Sternen kommend wie ein sanfter Frühlingsregen vom Himmel auf dich herabfällt. Er trägt Teile deiner Seele mit sich, die sich einst von dir abgespalten haben und jetzt zu dir zurückkehren.

Fühle, wie diese Teile deiner Lebensenergie, deiner Vitalität – warm und freundlich – über deinen Scheitel in dich hineinfließen. Erlebe dabei, dass dir innerlich warm wird – und du dich entspannst und dich wohlfühlst. Erlaube diesem Lichtstrahl, dich so lange aufzufüllen, wie du es möchtest.

Nimm nun – in aller Ruhe und ausgiebig – wahr, wie sich deine leuchtende Seelenkugel verändert hat.

Stelle dir nun vor, dass du inmitten einer unsichtbaren Lichtkugel liegst. Sie hat genau die richtige Größe, dass du dich in ihr sicher und geborgen fühlst. Gib dieser Kugel eine transparente Farbe, die in dir Wohlgefühl auslöst.

Diese deine Lichtkugel behütet deine Seele und Lebenskraft. Sie hält deine vier Ebenen des Menschseins – Körper, Seele, Verstand und Gefühle – gut und sicher verwahrt, sodass nichts davon verloren gehen und auch nichts von außen in sie eindringen und dich aus der Balance bringen kann. Nimm die Lichtkugel, die dich einhüllt, genau wahr. Fühle, wie sie dich schützt und bewahrt. Du bist kraftvoll, ein Kind Gottes, gesund und genährt. Wenn du möchtest, kann dich deine Lichtkugel von nun an immer begleiten.

Genieße die Geborgenheit darin so lange, wie du es möchtest. Komme dann zurück ins Hier und Jetzt, und öffne in deiner Zeit wieder die Augen.

Anregung: Male oder zeichne deine Seelenkugel, wie du sie jetzt gesehen hast. Es ist dabei nicht wichtig, dass das Bild »schön« aussieht oder dass du viel Zeit darauf verwendest. Wichtig ist, dass du ausdrückst, was du wahrgenommen hast. Im Verlauf deiner Gewichtsreduzierung kannst du deine Seele immer wieder aufs Neue visualisieren und anschließend malen oder zeichnen. Abnehmen geht ja fast immer mit einer Heilung der Seele einher. Es ist ein Prozess über einen längeren Zeitraum, der mithilfe der Bilder gut sichtbar gemacht und dokumentiert werden kann.

Spirituelle Lichtnahrung

Du bist Licht, ein Funke der großen Quelle. Die relativistische Physik hat gezeigt, dass alle Materie Energie ist und dass alles in seinen kleinsten Bestandteilen aus reinem Licht besteht. Auch du bist in deinen kleinsten Bestandteilen strahlendes Licht. Deshalb ist es dir auch möglich, dich von Licht zu »ernähren«. Du erhältst deine Nahrung von der Quelle. Davon wird in vielen uralten Heiltraditionen gesprochen, etwa in der chinesischen Heilkunst (mehr dazu unter »Energie aufrechterhalten« auf Seite 81).

Das Licht, von dem im Zusammenhang mit der spirituellen Lichtnahrung die Rede ist, ist die Energie, die unsichtbar in allem vibriert und fließt und alles Leben existieren lässt. Es wird in der chinesischen Heiltradition *Qi* genannt, in der indischen *Prana;* und auch im Schamanismus gibt es die unterschiedlichsten Begriffe dafür, etwa *Mana* im hawaiianischen Huna.

Kann man allein von Licht leben?

Es gibt zwar schon seit Jahrhunderten immer wieder Berichte von Menschen, die behaupten, nur von Licht und ohne Nahrung und Wasser zu leben – aber keinen einzigen wissenschaftlichen Beweis dafür. Rein theoretisch sollte es möglich sein. Obwohl die alten Heilmethoden von der spirituellen Lichtnahrung sprechen und lehren, sie für Fastenzeiten der Einkehr und Meditation zu nutzen, ist in ihrem Rahmen niemals die Rede davon, dauerhaft auf Nahrung und Wasser zu verzichten.

Ich persönlich halte den »esoterischen Trend«, dass Menschen immer wieder – ohne wissenschaftliche Beweise – behaupten, für lange Zeit, oftmals Jahre, ohne Nahrung und Wasser ausgekommen sein, schlicht und ergreifend für gefährlich. Aus medizinischer Sicht führt ein dauerhafter Verzicht auf feste und flüssige Nahrung zwangsläufig zum Tod. Und es gab in den letzten 20 Jahren eine ganze Reihe von Fällen, in denen Menschen aufgrund des Lichtnahrungstrends umgekommen sind (vgl. H. Stamm: *Vom Licht ernährt bis in den Tod*. Tages-Anzeiger, 25. April 2012 ; T. Walker/J. O'Reilly: *3 Todesfälle im Zusammenhang mit dem ›Lichtnahrungs-Kult‹*. The Sunday Times, 26. September 1999).

Mein Buch propagiert nicht diese Art von spiritueller Lichtnahrung, bei der dauerhaft, über Wochen, Monate oder gar Jahre hinweg auf Essen und Wasser verzichtet wird – ich distanziere mich ausdrücklich davon. Ich habe es noch nie versucht, mich nur von Licht zu ernähren, und habe es auch nicht vor.

Das schamanische Fasten in diesem Buch basiert darauf, dass du spätestens nach zwei Fastentagen das Fasten brichst und dann wieder normal isst – so viel, bis du angenehm satt bist, oder auch einmal etwas mehr. Wenn du dein Wunschgewicht erreicht hast, ist es auch nicht mehr notwendig, häufiger als ein, maximal zwei Tage pro Woche zu fasten.

Mir schmeckt das Essen einfach viel zu gut, und ich bin gerne voll im Leben, wie es auf Erden gedacht ist: nämlich irdisch, stofflich-materiell und zum Fühlen, Schmecken, Riechen und Genießen! Darum geht es in diesem Buch: Essen und Beten in einer gesunden Balance, das Irdische und das Göttliche in Ausgewogenheit zu leben und einfach glücklich und gesund zu sein!

Essstörungen

Der Unterschied zwischen einer normalen Gewichtsabnahme und einer Essstörung besteht darin, dass sich im ersten Fall ein Zufriedenheitsgefühl einstellt, wenn das gewünschte Gewicht erreicht ist. Im Fall der Essstörung tritt dies jedoch nicht ein; das Gefühl, zu dick zu sein oder es wieder werden zu können, bleibt beharrlich bestehen, gleichgültig, wie dünn der Körper auch geworden sein mag (vgl. *»Ich hab' s satt!« Wenn Essen zum Problem wird.* Caritas Vorarlberg 2000).

Bei einer Essstörung kannst du noch so viel abnehmen und sogar dünn sein, du wirst dich trotzdem nie schlank, schön und wohlfühlen. Denn eine Essstörung ist ein Zeichen, dass die Seele hungert, und eine seelische Erkrankung, die über den Körper ausgetragen wird. Oft steckt dahinter der Hunger nach Liebe und Anerkennung; auf jeden Fall handelt es sich nicht um ein Ernährungsproblem.

Typisch für diese Erkrankung ist ihr Suchtcharakter, und oft ist eine Diät die »Einstiegsdroge«, durch die der Umgang mit Nahrung (das Essen bzw. das Hungern) außer Kontrolle gerät. Die fast ausschließliche gedankliche Beschäftigung mit Essen bzw. Nichtessen lenkt von den eigentlichen Problemen ab; das Essen bzw. Hungern wird zu Zwecken eingesetzt, die mit Ernährung nichts mehr zu tun haben. Dem Körpergewicht wird eine übermäßige Bedeutung beigemessen, und der Selbstwert wird in hohem Maße abhängig gemacht von Figur und Körpergewicht.

Solltest du an einer Essstörung leiden, suche unbedingt einen Arzt auf. Dieses Buch ist **erst dann** für dich geeignet, wenn du geheilt bist und dein Arzt es gutheißt. Eine Essstörung ist eine ernstzunehmende Krankheit und kann lebensbedrohlich sein.

Vom Leben genährt werden

Aus schamanischer Sicht rührt sowohl eine Essstörung als auch Übergewicht häufig von einer fehlenden Verbindung zu Mutter und/oder Vater her. Eine friedliche und liebende Verbindung zu seinen Eltern zu finden, ist für die meisten Menschen eine der größten Herausforderungen überhaupt; ein Bereich, in dem wir alle viel lernen können. Ganz unabhängig davon, ob unsere Eltern sich liebevoll um uns gekümmert haben oder nicht, wäre ohne seine Eltern keiner von uns am Leben. Ihr Geschenk an uns ist das Leben.

Wenn wir versuchen, eine Verbindung zu unseren Eltern herzustellen, dann suchen wir in Wahrheit nach einer Verbindung zum Leben, wir wollen vom Leben getragen und genährt werden. Nach diesem Urvertrauen suchen wir in uns. Aber wenn wir diesen Bereich noch nicht geheilt haben, werden wir uns im Mangel fühlen, und dann kompensieren wir dieses Loch in uns oft durch Essen. Für manche Menschen fühlt es sich sogar existenziell bedrohlich an, wenn sie nicht ständig etwas in sich hineinfuttern können – denn es fehlt ihnen das innere Urvertrauen, dass das Leben sie trägt und nährt.

In ihrer Essenz sind Mutter und Vater lediglich Repräsentanten derjenigen Mächte, die dafür sorgen, dass sich das Leben auf unserem Planeten reproduziert, dass es gedeiht und weiterexistiert. Sie stehen für das männliche und das weibliche Prinzip, für Yang und Yin. Diese Erkenntnis hilft uns dabei, geringere Erwartungen an die Eltern zu stellen – sie waren einfach die Ersten, die uns genährt haben – und stattdessen die Verbindung in der Natur zu finden: zu Mutter Erde und Vater Sonne. Für jeden Menschen ist nichts so heilsam und nährend wie das Sein in der Natur und das Gefühl, ein Teil davon zu sein.

Auch du bist Natur! Wie dein Körper von Blutbahnen durchzogen ist und aus Zellen besteht, so sind die Flüsse und Erzadern die Blutbahnen der Erde und die Menschen ihre Zellen. Die elementaren Kräfte durchdringen dich mit ihrer Vitalität. **Erde ist dein Körper, Wasser dein Blut, Luft dein Atem und Feuer deine Seele.** Verbinde dich mit den Elementen. Sie bergen rohe, starke Schaffenskräfte und Kreativität und sind eingebettet in deiner zellulären Erinnerung. Sie geben dir Vitalität.

Gehe also hinaus, und zwar in die Natur! Nahrung und Genährtwerden erreicht dadurch eine andere, ganzheitliche Ebene. Wir können direkt mit der Erde kommunizieren und mit ihr zum Wohle der Gesamtheit zusammenarbeiten. Es ist ein großes Mysterium, dass und wie eine Welt und ein Universum um uns herum existieren. Die Schöpfung ist magisch und mystisch, und wir sind mit ihr verbunden. Nichts ist so nährend und befriedigend wie das Gefühl, in das Leben und all seine Wunder eingebettet zu sein, damit verbunden zu sein – und auf seinen natürlichen Fluss voller Urvertrauen vertrauen zu können.

Du kannst darauf vertrauen, dass dein Leben gut weiterfließt, denn du weißt, dass das Universum heute und morgen für dich sorgt. Du bist im Urvertrauen. Du brauchst dich an nichts und niemandem aus Angst vor Neuem, Unbekanntem oder vor Mangel haltsuchend festzuklammern – auch nicht an Essen. Alles Leben ist Veränderung, und dies ist ein üppiges Universum.

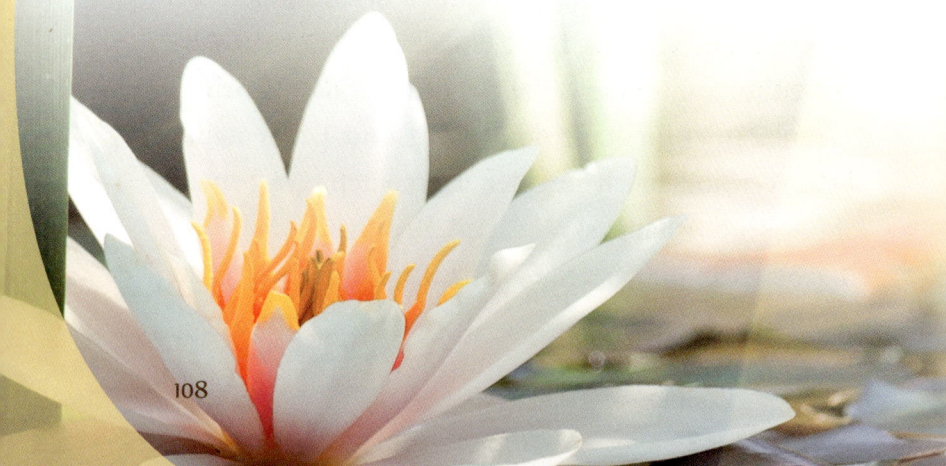

ÜBUNG:

Urvertrauen

Ich bin ein Teil der Erde; ich vertraue dem natürlichen Strom des Lebens, der mich trägt und nährt.

Lege dich hin, und schließe deine Augen. Atme entspannt. Nimm dabei wahr, ob du dich wohlig warm und im Vertrauen mit dem Leben fühlst – oder ob du vielleicht irgendwie nervös oder angespannt bist. Bewerte dein Gefühl nicht, lasse es einfach zu, so, wie es ist.

Stelle dir nun vor, dass du in einem wunderbaren warmen und entspannenden Wasser liegst – ob es nun deine Badewanne oder ein türkisblaues Meer ist. Du bist schwerelos und leicht. Das Wasser trägt dich. Mache es dir ganz gemütlich. Übergib dich ganz dem Gefühl der Geborgenheit des Wassers, das dich im Urvertrauen dahintreiben lässt. Genieße diese Entspanntheit, das Glück.

Genieße es so lange, wie du es möchtest. Komme dann zurück, öffne in deiner Zeit die Augen. Nimm dabei das Gefühl der Entspanntheit und des Urvertrauens in deinen Alltag mit.

Anregung: Mache es wie das Wasser: Fließe mit der Strömung auf dem leichtesten Weg (dem des geringsten Widerstandes) dahin, spielerisch und in Leichtigkeit. Begib dich mit Optimismus, Geschmeidigkeit und Flexibilität in neue Situationen. Vertraue dem Fluss des Lebens. Ziehe mit deinem Urvertrauen freudige Ereignisse in dein Leben: Du weißt, es gibt keine Zufälle oder Ereignisse, die »versehentlich« eintreten. Deine Zuversicht gestaltet dein Leben zu einem Kunstwerk, das dein höheres Selbst widerspiegelt.

Essen in Verbindung mit Erde und Natur

Ein sehr angenehmer Begleiteffekt des schamanischen Fastens ist, dass du dabei ganz natürlich anfängst, dich ganzheitlicher zu ernähren. Durch die Leere an deinen Fastentagen wird dein Körper wieder sensibel und natürlich, du stellst ihn dadurch auf *default* zurück, auf deine »natürlichen Werkseinstellungen«.

Dein Körper ist ursprünglich nicht dafür gedacht, übergewichtig zu sein. Und wenn du abnimmst, spürst du bald selbst, was dir guttut und was du besser sein lässt. Du brauchst dir nicht mehr vom Verstand her vorzunehmen, gesund und nicht mehr, als bis du **an-**

genehm satt bist, zu essen – du wirst es nach einigen Wochen des schamanischen Fastens ganz von allein so machen, einfach, weil dein Körper danach verlangt.

Ich genieße nach wie vor die Tage, an denen es im Beisein meiner Kinder Pommes und Pizza gibt, aber generell ruft mein Körper durch das schamanische Fasten nach wirklich gesunder und vor allem **frischer Nahrung.** Ich merke beim Essen ganz genau, ob ein Lebensmittel voller Leben und Kraft ist – oder ob es schon so oft durch Fabrikationsprozesse gelaufen ist, dass nur noch wenig Vitalität darin spürbar ist.

Wirklich gesundes Essen hinterlässt nach dem Verzehr in meinem Magen ein Gefühl der Wärme; ich spüre regelrecht, wie mein Körper die Nahrung dankbar aufnimmt. Dieses Gefühl bekomme ich an unseren gelegentlichen Tagen mit Pommes, Pizza und Chips ganz ehrlich nicht, aber dafür macht es uns einfach Spaß – genauso wie gelegentliches Shoppengehen oder Ins-Kino-Gehen. Ich muss nicht immer nur in der Natur sein. Weder möchte ich auf das eine noch auf das andere in der Zeit, in der wir leben, verzichten, sondern ich genieße einfach die Fülle und bleibe dabei im Bewusstsein in Balance und in Verbindung mit der Erde.

Essen ist unsere wohl intimste Verbindung mit unserem Planeten und seinen Lebewesen. Indem wir die Pflanzen und Tiere, die auf unserer Erde leben, essen, verleiben wir sie uns buchstäblich ein. Durch den Akt der Nahrungsaufnahme nehmen wir auch an den Werten und Paradigmen unserer Kultur teil.

Es ist mittlerweile offensichtlich, dass bestimmte kollektive Essgewohnheiten und Formen der Nahrungswirtschaft zum ökologischen Zerfall führen und zu gewaltigen menschlichen Gesundheitsproblemen, einhergehend mit einer unvorstellbaren Grausamkeit gegenüber Tieren, unseren Mitlebewesen. Massentierhaltungsbetriebe, in denen die Tiere unter Antibiotika und Psychopharmaka gesetzt werden, haben nichts mit Respekt und der Verbindung mit der Erde und der Natur zu tun.

Die schamanischen Traditionen, in denen ich unterwiesen wurde, ehren das Tier, bevor es getötet wird. Es werden ein Dank und ein Gebet dafür ausgesprochen, dass es seinen Körper gibt, damit wir leben können, und ihm gebührt dafür ein tiefer Respekt. Wer eine intensive schamanische Ausbildung erfährt und selbst Fleisch und Fisch isst, macht auch die Erfahrung, selbst bei allen Schritten, von der Tötung über die Häutung bis hin zur Zubereitung, dabei zu sein. Fleisch oder Fisch zu essen, bekommt dann eine völlig andere Qualität der tiefen Dankbarkeit und der Achtung, Ehrfurcht und Demut.

Vor diesem Hintergrund überlege ich es mir jedes Mal ganz genau, ob ich selbst Fleisch esse. Ich tue das nicht häufiger als alle ein bis zwei Monate und nur, wenn mein Körper wirklich danach verlangt. Dann versuche ich, wenn es irgend geht, Biofleisch und -fisch zu verwenden. Immer ist es mir nicht möglich – ganz ehrlich –, etwa dann, wenn ich in einem Restaurant bin. Aber da wir als ein Menschheitskollektiv alle mit allem verbunden sind, hilft jedes Stückchen Bewusstsein im Wandel weiter.

Massentierhaltungsfabriken müssen verboten werden. Tiere dürfen nur noch respektvoll in der Natur gehalten werden, nach Biostandards. Menschen sollten weniger Fleisch essen – wirklich nur dann, wenn der Körper danach verlangt.

Und somit ist das **schamanische Fasten auch ein politischer Beitrag** zu einem nachhaltigeren Umgang mit Nahrung auf unserer Erde. Wir verbinden uns wieder mit dem, was wir eigentlich wirklich zu uns nehmen, und damit, was es erfordert, dass es auf unseren Teller gelangt. Schamanisches Fasten macht dich in der Nahrungsaufnahme kritischer, achtsamer und liebevoller.

Krafttiermedizin beim Abnehmen

Tiere sind Boten: Sie geben Zeichen, schenken Talente und machen uns durch ihre Eigenschaften auf Lösungswege aufmerksam, auch beim Abnehmen. Sie stärken die instinktive elementare Kraft in uns. Wenn du dich an deinen Fastentagen schwach fühlst, dann kannst du dein Krafttier rufen. Es wird sofort kommen, um dir beizustehen, dich zu stärken und zu schützen. Sprich mit ihm.

Jeder Mensch ist mit einem oder mehreren Krafttieren verbunden. Sie sind wie unsichtbare gute Freunde immer an deiner Seite, sie stärken und begleiten dich. Sie sind ein Teil von dir und verlassen dich nie. Jedes Tier kann ein Krafttier sein – die Größe ist unwichtig. Eine Libelle etwa ist winzig – aber in sich birgt sie die wichtige Tierqualität der Leichtigkeit und der Nähe zur unsichtbaren Welt, zur Vision und zur Quelle von allem, was ist, und kann dich dadurch spirituell an deinen Nahrungskarenztagen nähren.

Du kannst von allen Tieren viel lernen. Welche Tiere erscheinen dir jetzt, im Zuge des Abnehmens? Jedes einzelne hat eine wichtige Botschaft für dich.

ÜBUNG:

Mithilfe deines Krafttieres abnehmen

Ich kann hören, was mir die Tiere zuflüstern. Sie stärken und begleiten mich.

Begib dich an einen ruhigen Ort, setze oder lege dich hin, und schließe deine Augen. Atme tief ein und wieder aus. Nenne nun deinen Namen, und bitte darum, deinem Krafttier zu begegnen. Habe weder Erwartungen daran noch fixe Vorstellungen davon, welches Tier zu dir kommen wird. Es kann auch ein Fabeltier sein, z. B. ein Einhorn oder ein Drache. Möglicherweise, wenn du diese Übung öfter durchführst, wird dir immer wieder ein anderes Krafttier begegnen – es kann auch immer dasselbe oder es können auch mehrere sein.

Vielleicht siehst du dein Krafttier auch nicht, sondern spürst es. Nimm wahr, ob es länger bei dir bleibt und sich dir als deines zu erkennen gibt. Frage es zur Sicherheit, ob es dein Krafttier ist. Bitte es dann um sein Geschenk, seine Botschaften an dich. Stelle ihm alle Fragen, die du ihm zum Abnehmen stellen möchtest – etwa, wie es dir leicht gelingen kann und was du dabei beachten sollst.

Frage dein Krafttier auch, ob du etwas für es tun kannst, ob es etwas von dir braucht. Genieße eure Begegnung, und erlebe, wie dich die Energie deines Krafttieres auflädt.

Bedanke dich dann bei deinem Krafttier, komme wieder zurück, und öffne langsam wieder deine Augen.

Dankbarkeit beim Fasten

Die Erde ist wunderschön, und sie gibt dir Nahrung, Kleidung und einen Platz zum Leben. Sie ist dein Zuhause. Du bist ein Teil der Erde und kannst ebenso gut für sie sorgen wie sie für dich. Das gelingt dir auf ganz natürliche Weise, wenn du dich selbst als Teil der Erde wahrnimmst.

Dankbarkeit ist eine der kraftvollsten Energien, die uns zur Verfügung stehen. Beginne jeden Tag mit Wertschätzung, und du wirst erleben, dass sich deine Welt erweitert und dir das Fasten leichtfällt. Nimm dir im Laufe des Tages immer wieder ein paar Momente lang Zeit, um die Fülle und die Liebe in deinem Leben wahrzunehmen. Beobachte, wie viel schöner die Welt für dich wird, wenn du dir dieses Geschenk der Dankbarkeit machst.

Das Danken birgt eine der wichtigsten Weisheiten spiritueller Praktiken: das Gesetz der Resonanz. Es ist ganz einfach: Wenn du deine Arme verschränkst, kannst du das Leben nicht in vollem Umfang annehmen. Wenn du hingegen deine Arme öffnest, fließt mehr, als du dir je hättest vorstellen können, in dein Leben. Wo Dankbarkeit ist, kommt noch mehr Fülle. Es ist ein Geschenk und zugleich ein Mysterium, dass du lebst. Danke dem großen Geheimnis, dem Universum, dafür.

Anregung: Die Angst vor Verschwendung ist eine Botschaft, die wir alle mit auf unseren Lebensweg bekommen haben: Solange Menschen auf der Welt verhungern, darf man kein Essen verschwenden oder wegwerfen. Richtig. Aber es hilft keinem, wenn du die übrig gelassenen kalten Spaghetti vom Teller deines Kindes isst oder die Packung Kekse leerst, obwohl dir schon der erste nicht wirklich geschmeckt hat. Mehr zu essen, als dein Körper braucht, ist auch eine Form von Verschwendung, denn es landet dann in den Fettzellen. Reduziere deine Rezeptmengen so, dass Schüssel und Teller ohne Nachschlag leer werden. Serviere deinem Kind kleinere Portionen, denn es meldet sich ganz, ganz sicher, wenn es noch Hunger hat.

Fülle also lieber den Mülleimer als deine Fettzellen, und überlege dir, wie du nachhaltig helfen kannst. Fühle dich niemals schuldig, wenn überflüssiges Essen in den Abfall wandert. Wir leben auf einem Planeten der Fülle, das Problem ist die gerechte Aufteilung – und da kannst du Engagement zeigen.

ÜBUNG:

Dankbarkeit

Ich öffne mein Herz und meine Seele in Dankbarkeit und Wertschätzung für mein Leben.

Begib dich in eine natürliche Umgebung, etwa in einen Garten, Park, Wald oder auf eine Wiese. Setze oder stelle dich an einen Platz, der dir gefällt. Sage, laut oder leise, deinen Namen – für die Spirits und Engel, für das große Geheimnis und die Natur.

Erzähle ihnen, wofür du in deinem Leben dankbar bist, z. B. für deine Familie und deine Freunde, für deine Gesundheit, deinen Wohlstand, deine Erfahrungen, deine Ausbildung, deinen Beruf. Teile ihnen einfach alles mit, wofür du aus ganzem Herzen danken möchtest. Du wirst staunen, wie viel das ist!

Lasse am Ende ein kleines Dankesgeschenk da, für die Spirits und Engel, für das große Geheimnis und die Natur: ein paar Kräuter oder etwas Wasser, ein wenig Obst. Du kannst auch ein Lied singen.

Sei dankbar für dein Leben – und du wirst satt sein!

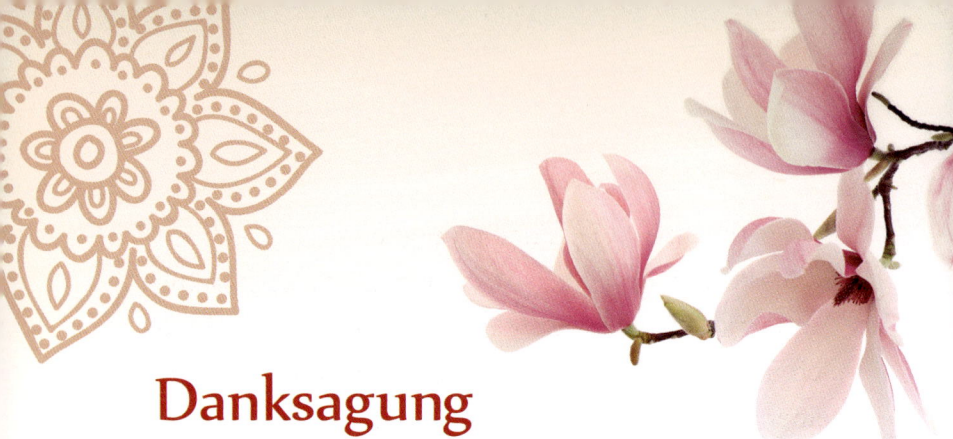

Danksagung

Dies ist nun mein viertes Buch. Mein erstes, *Spirit im Gepäck,* liest sich – wie so oft beim ersten Werk – stark autobiografisch und zeigt einen Querschnitt durch meinen gesamten schamanischen Erfahrungsschatz sowie meine Verbindung mit den Delfinen und Walen.

Mein zweites Buch, *Seelen-Medizin,* konzentriert sich auf die schamanische Arbeit, mein drittes, *Spirit der Delfine und Wale,* auf unsere Freunde in den Meeren. Und dieses neue Buch setzt für mich die Reise fort, mein schamanisches Wissen weiterzugeben.

An dieser Stelle möchte ich mich deshalb ganz besonders **bei dir – meiner Leserin, meinem Leser – bedanken!** Denn ohne dich und deine Freude daran, meine Werke zu lesen, hätte ich nicht ein zweites, drittes, viertes Werk schreiben können! Danke, dass du es mir ermöglichst, auch in Zukunft weiterzuschreiben und weiterzuwirken!

Ich bin immer sehr glücklich, wenn ich meinen Leserinnen und Lesern begegnen, sie kennenlernen und wahrnehmen darf. Dies ist natürlich bei meinen Lesungen, Vorträgen und Seminaren möglich – aber auch auf Facebook genieße ich den intensiven Austausch. Meine Seite dort heißt »Lisa Rainbow Biritz«, und ich freue mich über jeden neuen Facebook-Freund. Und auf meiner Homepage www.LisaRainbow.com gibt es einen Blog, in dem ich mich dir gern mit aktuellen Neuigkeiten, Gedanken und Inspirationen mitteile.

Für dieses Buch insbesondere möchte ich mich auch bei Dr. Alexandra Pagitz bedanken, die mir dafür ein sehr wertvolles Interview über ihr Wissen über Fasten und Medizin gegeben hat. Uns verbindet auch, dass sie bei mir – als Ärztin – die über zwei Jahre dauernde »Schamanische und Aufstellungs-Ausbildung« absolviert hat; wie auch einige andere Ärzte und Psychotherapeuten im Laufe der bald zwei Jahrzehnte, in denen ich als schamanische Lehrerin ausbilden darf. Ich bin sehr glücklich, dass Medizin und alte Heilmethoden immer mehr zusammenkommen!

Auch danken möchte ich meinen wunderbaren Verlegern Heidi und Markus Schirner für ihr Vertrauen in meine Arbeit. Mein Dank gebührt auch meinem Lektor Rudolf Garski für sein Engagement und freundliches Wesen!

Literaturverzeichnis

Lisa Biritz: *Seelen-Medizin. Mit schamanischem Wissen und Seelenrückholung zu innerer Ganzheit.* Schirner 2014.

Lisa Biritz: *Seelen-Medizin. Mit schamanischem Wissen und Seelenrückholung zu innerer Ganzheit.* CD. Schirner 2014.

Lisa Biritz: *Seelen-Medizin. Zurück zu innerer Ganzheit durch schamanische Seelenrückholung.* Kartenset. Schirner 2013.

Lisa Biritz: *Spirit der Delfine und Wale. Im Fluss sein mit ozeanischen Begleitern.* Schirner 2014.

Lisa Biritz: *Spirit im Gepäck. Delfine, Wale und Sternenwesen – Leben in der Neuen Zeit.* AMRA 2012.

Caritas Vorarlberg (Hg.): *»Ich hab's satt!« Wenn Essen zum Problem wird.* Caritas Vorarlberg 2000.

Dr. Ruediger Dahlke: *Das große Buch vom Fasten.* Goldmann 2009.

Giulia Enders: *Darm mit Charme. Alles über ein unterschätztes Organ.* Ullstein 2014.

Steven Foster/Meredith Little: *Visionssuche. Das Raunen des Heiligen Flusses. Sinnsuche und Selbstfindung in der Wildnis.* Arun 2002.

Janakananda: *Ayurveda. Die Verborgene Kraft der Nahrung.* Schirner 2012.

Raven Kaldera: *Wightridden. Paths of Northern-Tradition Shamanism.* Asphodel 2007.

Maria Sanchez: *Sehnsucht und Hunger. Heilung von emotionalem Essen.* Envela 2010.

Brigitte Sanders: *Hausputz für den Körper. Den Körper entgiften, die Gesundheit stärken. Von Leberreinigung bis Ölziehkur.* Schirner 2011.

Karin Sorgenfrei: *Atemtherapie. Eine Reise zu sich selbst.* Books on Demand 2004.

John Weldon/John Ankerberg: *Knowing the Facts about Shamanism.* E-Book. ATRI Publishing 2012.

Medizinische Tipps von ...

Dr. Alexandra Pagitz, Ärztin für Allgemeinmedizin und Traditionelle Chinesische Medizin (TCM) mit eigener Praxis. Sie ist berechtigt, Diplome für die Ärztekammer für TCM auszustellen. Sie ist Referentin an der Wiener Schule für TCM (WSTCM) und unterrichtet dort sowohl die Grundlagen als auch die Fachgebiete »Chinesische Einzelkräuter und Rezepturen«. Des Weiteren wendet sie schamanische Heilmethoden an und führt Aufstellungen durch.

Die Mutter von zwei Töchtern ist verheiratet und lebt mit ihrer Familie samt Pferden und Katzen auf einem Berg in Kärnten. Auch sie fastet hin und wieder einmal und bleibt auf diese Weise schlank. »Ich esse alles, gern gesunde Sachen aus meinem Garten und Getreide, aber auch Kuchen. Und wenn ich mal Lust auf ein Glas Wein habe, dann gönne ich mir eins. Ich kann auch abends um halb elf noch essen, wenn ich hungrig bin, ohne dass es mir schadet. Ich finde diese entspannte Lebenshaltung sehr wichtig für die Gesundheit von Seele und Körper.«

Weitere Informationen unter: www.alexandrapagitz.at

Bildnachweis

shutterstock.com

Cover: #146147528 (Traumfänger) © Africa Studio, #129465749 (Treppe) © medeia, #127731560 (Pergament) © Cranach, #175142660 (Gabel) © Elena Kalistratova

Gestaltungselemente: #127447856 (Hintergrund Herz) © Stef Brown, #191071913 (Ornamente) © Transia Design, #157857116 (Hintergrund Lichter) © Natali Zakharova, #45966769 (Ornament) © art_of_sun, #114346225 (Hintergrund Lichter) © Andrey_Kuzmin,

Innenteil: S.5 #147756764 © Roman Malyshev, S.8 #131025245 © aliasemma, S.10/11 #123468733 © Alexander Korobov, S.13 #116472967 © Mny-Jhee, S.14 #81279994 © Dudarev Mikhail, S.14 #120667564 (Blätter) © Potapov Alexander, S.17 #135956438 © Edyta Pawlowska, S.18 #107813681 © Warren Goldswain, S.21 #161692517 © rvika, S.22 #39128098 © Mike Flippo, S.25 #178645091 © Jack Frog, S.29 #136297484 © Africa Studio, S.30 #149888981 © Balazs Kovacs Images, S.32/33 #2876480 © Beata Becla, S.36 #124828267 © n_fransua, S.39 #120072142 © Efired, S.41 #142334290 © My Good Images, S.43 #126616466 © 578foot, S.45 #216932533 © Alexander Lukatskiy, S.47 #196066853 © Olga Danylenko, S.48/49 #213223357 © iravgustin, S.51 #242895025 © Nicolesa, S.52 #146871629 © Slavko Sereda, S.55 #176357612 © ecco, S.57 #97459127 © StockLite, S.59 #208709620 © Aleksandr Kutakh, S.59 #76122190 (Hand) © ILYA AKINSHIN, S.60/61 #173564057 © soft_light, S.64 #167694614 © Antonio Guillem, S.67 #204546046 © michaeljung, S.69 v169279823 © Alliance, S.70/71 #130286066 © Serg64, S.74 #132381932 © Monika Wisniewska, S.75 #131605901 © Johnny-ka, S.76 #79103749 © Jason Patrick Ross, S.78 #183245525 © Balazs Kovacs Images, S.80 #129952055 © Aleshyn_Andrei, S.81 #130573538 © Monika Wisniewska, S.83 #210984577 © Suzanne Tucker, S.84 #150552743 © joe1719, S.86 #80611120 © worradirek, S.88 #60858223 Johan Larson, S.90/91 #92052842 © Mila Supinskaya, S.93 #246623830 © lzf, S.94 #235759690 © Ihnatovich Maryia, S.96 #183722543 © Suzanne Tucker, S.101 #145752053 © Vinko93, S.103 #153600236 © Romolo Tavani, S.104 #125616728 © Christian Jung, S.106/107 #151149986 © Elena Schweitzer, S.108 #124857454 © Klagyivik Viktor, S.110 #83663038 © wongwean, S.111 #58076179 © fotohavran.eu, S.114 #59157895 © Anna Omelchenko, S.118 #188705963 © Butterfly Hunter, S.119 #209953117 © Annette Shaff, S.120 #178154525 © Beata Becla, S.123 #133809233 © art_of_sun, S.126 #59729464 © Lucie Danninger

Über die Autorin

LISA BIRITZ reiste um die ganze Welt und erlernte die schamanische Arbeit sowohl nach Sandra Ingerman (Kern-Schamanismus) als auch nach Sun Bear. Sie ist auch in schamanischen Ahnen-Aufstellungen, Shiatsu und Reiki ausgebildet, sowie zertifizierte Hatha-Yoga-Lehrerin.

Die Delfinflüsterin begleitet seit vielen Jahren Menschen bei der Begegnung mit frei lebenden Delfinen. Die gebürtige Holländerin und Mutter von Zwillingen lebt auf Hawaii in der Bucht der Delfine und Wale. Dort betreibt sie das Delfin-Aloha-Haus, wo sie auch schamanische Seminare abhält und von wo aus sie natürlich auch Teilnehmer in das Meer begleitet.

Weitere Informationen unter: www.LisaRainbow.com

Ebenfalls von der Autorin
Lisa Biritz erschienen im

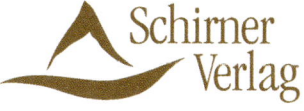

www.schirner.com

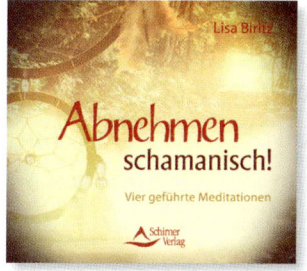

CD: Abnehmen schamanisch!
Vier geführte Meditationen
CD, ca. 60 Min.
ISBN 978-3-8434-8303-2

Vier schamanische Meditationen geleiten durch den Prozess des Fastens. Sie unterstützen dabei zu verstehen, was bisher beim Abnehmen blockiert hat und was der Körper mitteilen möchte.

Spirit der Delfine und Wale – Im Fluss sein mit ozeanischen Begleitern
256 Seiten
ISBN 978-3-8434-1151-6

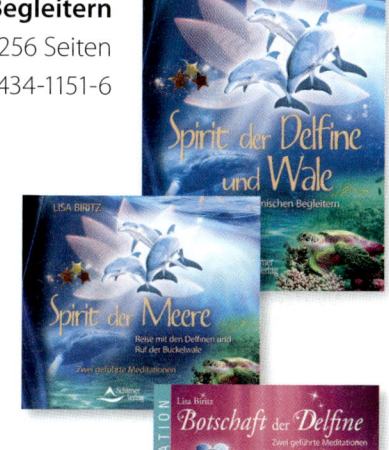

**Spirit der Meere –
Reise mit den Delfinen und
Ruf der Buckelwale**
Zwei geführte Meditationen
CD, ca. 60 Min.
ISBN 978-3-8434-8284-4

Botschaft der Delfine
Zwei geführte Meditationen, CD, ca. 53 Min.
ISBN 978-3-8434-8242-4

Ebenfalls von der Autorin
Lisa Biritz erschienen im

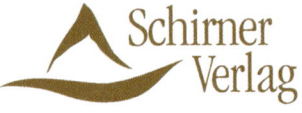

www.schirner.com

Medizin für die Seele

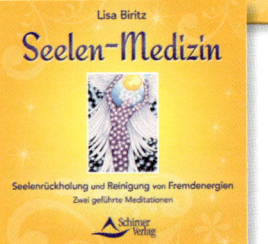

Lisa Biritz
Seelen-Medizin – Mit schamanischem Wissen und Seelenrückholung zu innerer Ganzheit
112 Seiten
ISBN 978-3-8434-5082-9

Lisa Biritz
Seelen-Medizin – Zurück zu innerer Ganzheit durch schamanische Seelenrückholung
44 Karten mit Begleitbuch
ISBN 978-3-8434-9042-9

Lisa Biritz
Seelen-Medizin – Seelenrückholung und Reinigung von Fremdenergien. Zwei geführte Meditationen
CD, ca. 55 Min.
ISBN 978-3-8434-8269-1

Abgespaltene Seelenanteile sind nicht unwiederbringlich verloren. Mit schamanischer Seelenarbeit gelingt es, sie zurückzuholen. Das Buch und das Kartenset zeigen intuitive Wege auf, wie sich die Seele wieder vervollständigen lässt, und mittels der beiden geführten Meditationen auf der CD kann man die Seelenrückholung entspannt selbst durchführen.